JULIE FERREZ

MES PETITES Routines YOGA

Antistress, énergie & minceur

MARABOUT

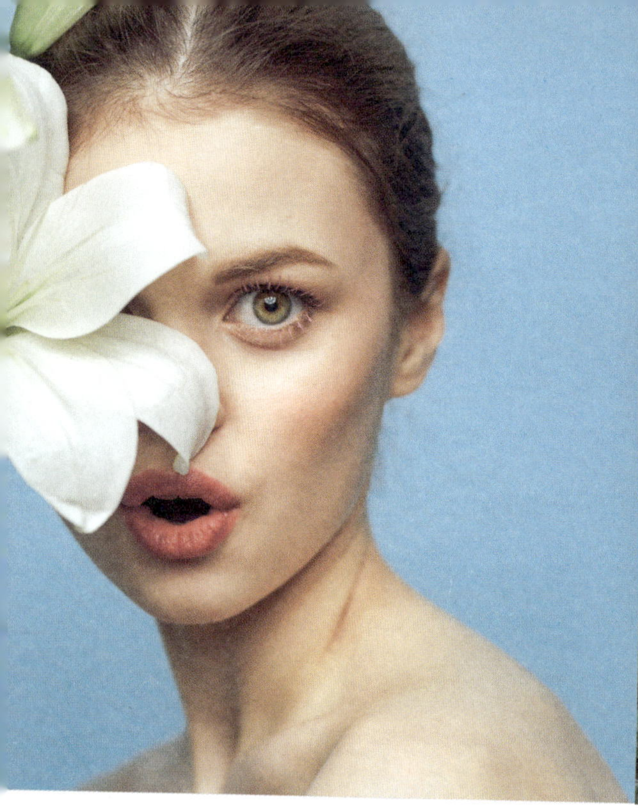

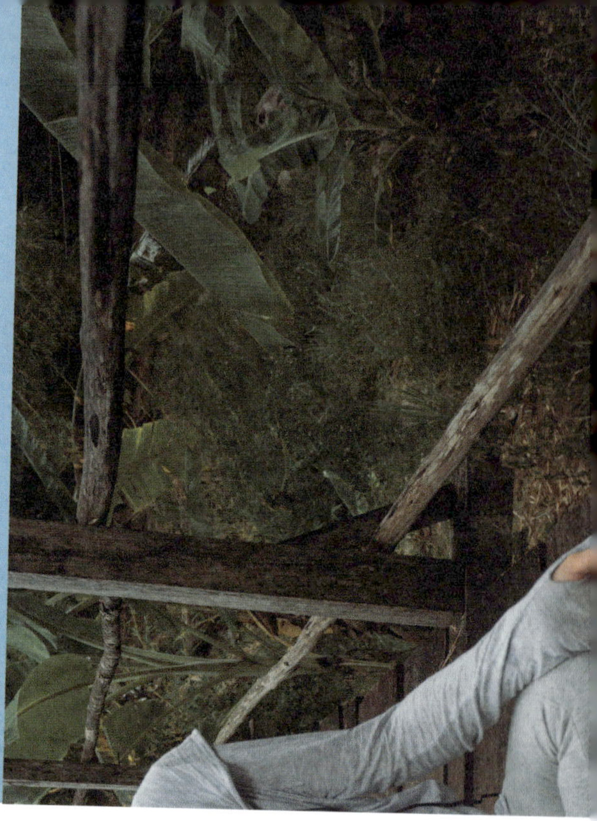

SOMMAIRE

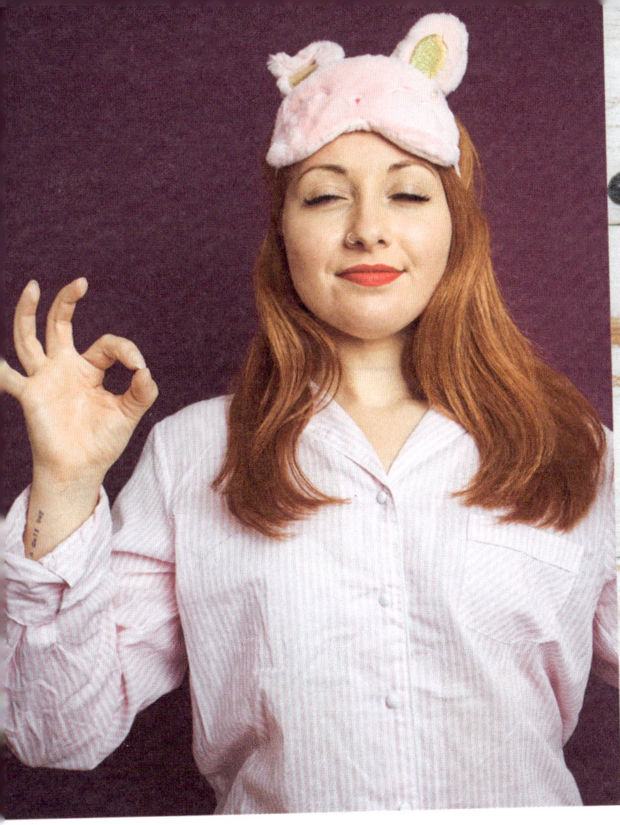

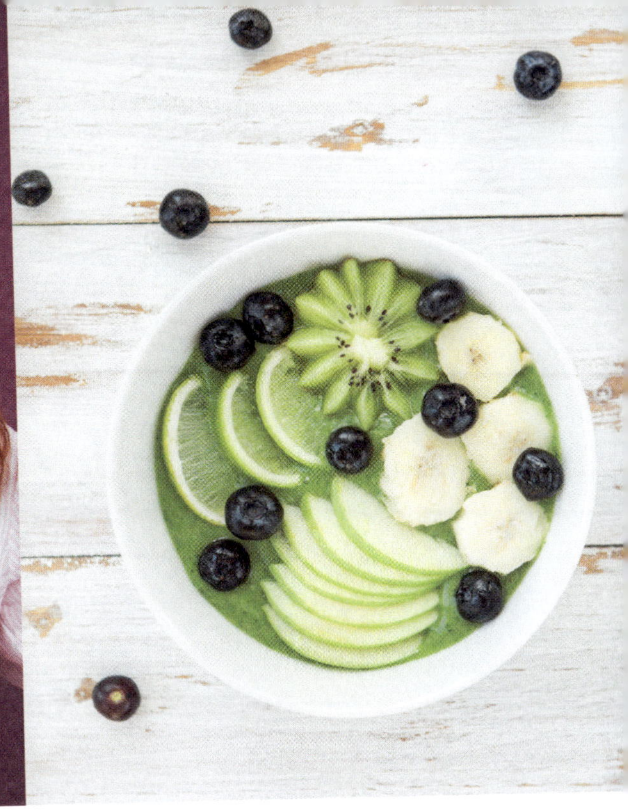

Partie 3

MES PETITES ROUTINES
YOGA DU SOIR

Partie 4

MES PETITES ROUTINES
YOGA MINCEUR

Intro

6 RAISONS D'ADOPTER LE YOGA SPIRIT

Coach sportive et professeure de yoga depuis plusieurs années, je suis en perpétuel apprentissage et approfondissement de la philosophie yogi. Il y a quelques années ma tante, également professeure de yoga depuis plus de 25 ans, m'a conseillée de me former au yoga auprès de maîtres indiens, afin de changer ma façon de voir les choses. Ce fut une véritable révélation ! J'ai poussé la porte du monde de l'ayurvéda et du hatha yoga avec mon professeur. Cela a créé un déclic. Il a révélé la personne que j'étais vraiment: j'ai écouté, ressenti et réalisé que j'avais entre les mains de nombreuses pièces du puzzle de ma vie mais que je n'avais pas encore réussi à les mettre dans le bon ordre. J'ai retrouvé un équilibre tant professionnel que personnel que je suis ravie de vous faire partager, comme je peux le faire sur les réseaux sociaux. J'espère que mes routines amélioreront votre quotidien, qu'elles vous aideront à trouver la paix intérieure et à vous aimer telle que vous êtes.

1 Vous accepter comme vous êtes

Pour choisir de vivre pleinement votre vie et non de passer à côté. En décidant de vous affranchir de toute pression extérieure, vous pourrez vous accepter telle que vous êtes. Cela vous fera gagner confiance en vous et ainsi être plus ouverte aux autres, au changement.

2 Vous reconnectez à votre corps

Pour choisir de maintenir une excellente forme physique. Le yoga est un bon complément à la pratique d'autres sports. Il permet de retrouver mobilité articulaire, souplesse, galbe et tonicité. Bref, un corps résistant, qui vous ressemble !

3 Lâchez prise !

Pour choisir de ne pas laisser son mental tout contrôler et éloigner le stress. Afin de rester à l'écoute de votre petite voix intérieure, le yoga est un merveilleux allié pour apprendre à écouter vos sensations et vous concentrer sur le moment présent. Il vous permet également de retrouver un sommeil de qualité.

4

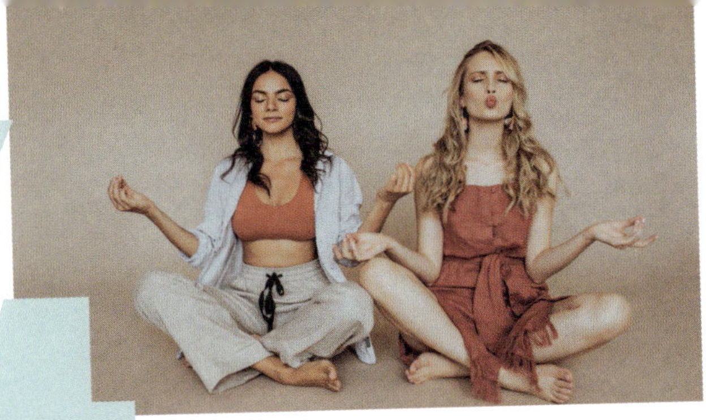

Explorez votre moi intérieur

Pour choisir de prendre conscience de votre « moi ». Pratiquer le yoga permet d'apaiser des émotions et des pensées qui vous traversent. Avec l'aide de la respiration et de la méditation, vous prenez le temps de réfléchir à vos questionnements (doutes, peurs, rêves, etc.) pour avancer.

5

Écoutez votre ressenti

Peu importe votre état physique, le yoga sait s'adapter à vos besoins. Il existe une multitude de pratiques en fonction de vos envies du moment et de vos contraintes. La pratique propose une grande variété d'intensités et de difficultés. À vous d'écouter votre corps et de vous laisser guider.

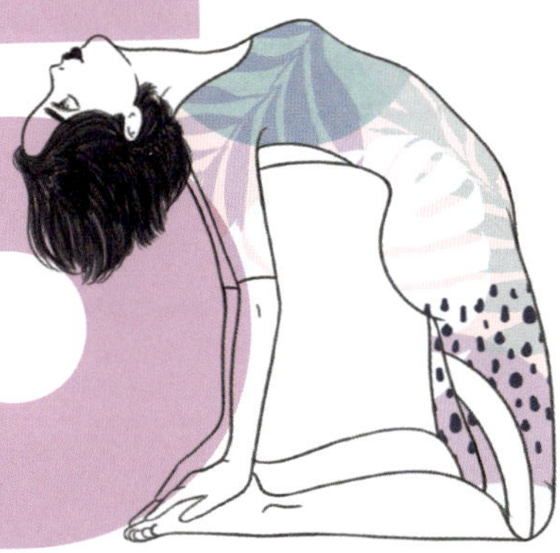

6

Vous ouvrir à une autre culture

En pratiquant le yoga, vous allez vous ouvrir à des cultures et des traditions nouvelles. Vous allez ainsi apprendre diverses philosophies indiennes qui gravitent autour de la pratique du yoga, comme l'ayurvéda (médecine traditionnelle indienne), ou plus spirituelles comme l'hindouisme et le bouddhisme.

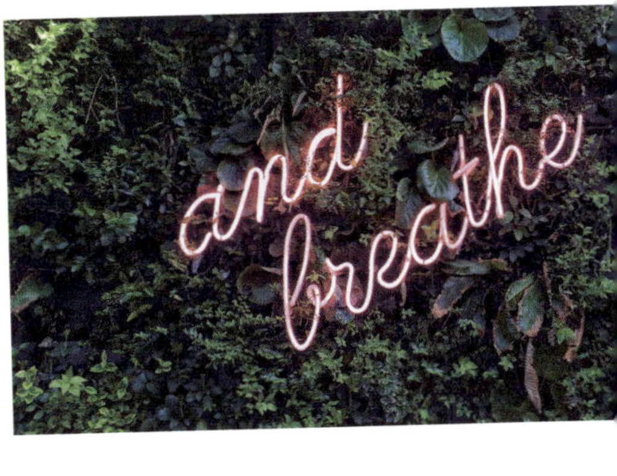

Intro

LE YOGA EST UNE PHILOSOPHIE DE VIE !

Selon moi, le yoga n'est pas seulement une activité à la mode, très populaire sur les réseaux sociaux ; le yoga est un art de vivre et une philosophie de vie. Mettre du yoga dans sa vie, c'est décider de faire briller son soleil intérieur, de gagner en confiance en soi, et suivre ce que l'on appelle l'intuition. Cette petite voix qui sait ce qui est bon pour nous ou pas ; que l'on peut entendre uniquement lorsqu'on est en paix avec nous-même. Ce n'est pas celle qui nous dit « attention à... ; méfie-toi... ; tu devrais... » car c'est notre mental qui s'emballe et nous joue des tours. Notre petite voix intérieure est posée, calme, nous la sentons d'abord dans notre cœur puis elle remonte jusqu'à notre âme. Et là, on sait !

Le yoga est une thérapie ancestrale, une médecine tant pour l'esprit que pour le corps. Les philosophes indiens parlent du yoga comme une expérience de l'unité. Certains donneront le nom de leur dieu, d'autres comme moi appelleront cela « l'énergie ». Elle se compose de « chemins » du yoga appelés « ashtanga yoga » (« 8 yoga »en sanskrit).

3 choses importantes à retenir sur le yoga

- **Le yoga est une vraie philosophie, un mode de vie, un art de vivre.** Ce n'est pas le nombre d'heures passées sur un tapis qui fait de vous un vrai yogi mais les actions que vous accomplissez dans votre vie, que ce soit pour les autres ou pour vous. C'est votre relation à la nature, à l'alimentation, à la vie en général, vivre dans la bienveillance, sans jugement, sans violence et dans le respect.

- **Les postures ne sont qu'un huitième de ce que représente le yoga.** Elles ne sont pas non plus la finalité dans votre pratique. Elles sont là pour activer votre énergie, assouplir votre corps et votre esprit. Ce qui est important, c'est le chemin par lequel vous passez pour arriver à la posture, vos déséquilibres, vos sensations, l'installation du souffle pour faire et devenir la posture.

- **Le but de la pratique du yoga est de se sentir bien et de vivre avec le moins de souffrance possible.** Peu importe votre niveau, votre religion, c'est une aide précieuse pour apprendre à vivre avec ses émotions et prendre du recul dans les situations de la vie.

ZOOM sur

LES 8 CHEMINS DU YOGA

Ces différentes étapes suivent un ordre précis qui mène d'un niveau superficiel (en contact avec l'extérieur) à un niveau de plus en plus profond (conscience et connaissance de soi).

Yamas : Le premier chemin concerne toutes les relations interpersonnelles. La vie en société, nos relations aux autres et nos comportements (vivre sans violence, vivre dans la vérité, simplement, sans accumuler, et sans perdre l'autre de vue).

Nyamas : Il s'intéresse aux règles qui régissent la vie intérieure pour notre bien-être. C'est par exemple, savoir se contenter de ce que l'on a, bien se nourrir, s'entretenir physiquement comme spirituellement et lâcher ce qui nous encombre.

Asanas : Il correspond aux postures qui vont nous permettre de calmer le mental, déverrouiller les blocages physiques et faire circuler les énergies.

Pranayama : Le terme *pranayama* signifie le souffle. Le quatrième chemin consiste à le maîtriser, à prendre conscience du mouvement de la respiration.

Pratyahara : Le retrait des sens. Il enseigne à rester concentré sur sa respiration, afin que le mental fasse abstraction de tout ce qui l'entoure. Cela revient à se mettre dans sa bulle.

Dharana : La concentration. Elle peut se pratiquer sur un objet, se fixer sur un point comme une lumière, sur des mots ou sur un mantra, ou encore la représentation d'une divinité dans son esprit. Elle constitue l'étape indispensable pour obtenir une méditation profonde.

Dhyana : La méditation. Ce chemin enseigne à vivre l'instant présent en suspendant le flot de nos pensées. En observant un paysage, une scène que l'on apprécie sans avoir autre chose en tête.

Samadhi : La béatitude. Ce dernier chemin correspond à l'absence de souffrance ; l'apaisement total du mental, l'union avec l'expérience qu'est la vie... C'est un état très rare mais accessible.

Intro

LE YOGA, ÇA TRAVAILLE QUOI ?

Se mettre au yoga, c'est avoir une approche globale de notre corps et de notre mode de vie. Ainsi, dans chacune des postures que je vais vous proposer, il faudra essayer de respecter votre alignement. Lors de séances, il est important d'être pleinement consciente du bon placement pour un maximum de bienfaits. Je vous conseille de toujours prendre le temps car ce qui est important, ce n'est pas la finalité de la posture, mais le chemin par lequel on passe. Afin de mieux vous aider dans votre nouvelle pratique, je vous précise quelques petits rappels anatomiques.

Le pilier de votre corps : la colonne vertébrale

Elle est composée de 24 vertèbres :

- **7 vertèbres cervicales** : Pour les rotations de la tête de droite à gauche, lever le menton, le baisser, tourner la tête sur la droite ou sur la gauche, verrouiller le menton dans la poitrine lors de certaines respirations.
- **12 vertèbres dorsales** : Qui nous permettent de nous redresser dans la posture du palmier, d'arrondir le dos en posture de la pince, de nous étirer en posture du cobra, etc.
- **5 vertèbres lombaires** : Très sollicitées dans la posture du cobra et toutes les postures d'ouverture de bassin (le pont, le guerrier III, le chameau...).
- **Le sacrum et le coccyx** : Le sacrum (réunion de 5 vertèbres) et notre coccyx, que l'on sent surtout dans la posture de la barque par exemple.

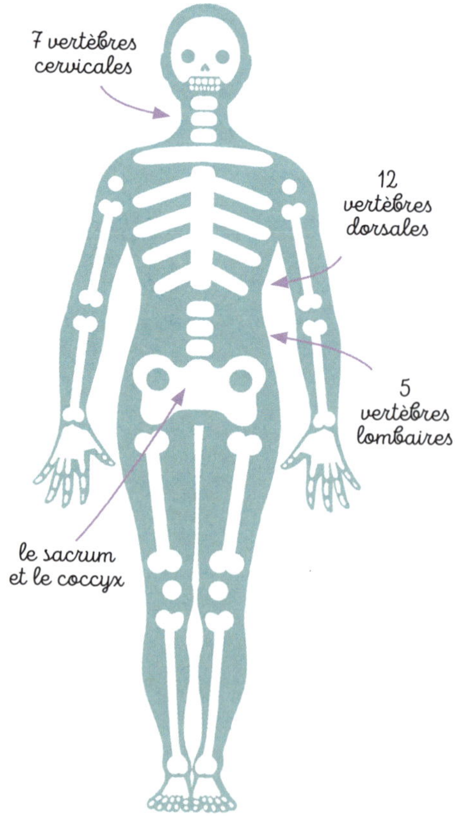

Les membres

- **Les bras et les mains :** Composés d'une multitude d'os, ils doivent être placés correctement. Soyez vigilante lors de l'exécution des postures. L'énergie doit se diffuser à travers vos bras jusqu'au bout de vos doigts pour rechercher le parfait alignement.
- **Les cuisses, jambes et pieds :** Là aussi, il y a du monde à synchroniser. Une ouverture de pied sur l'extérieur a toute son importance dans la posture du guerrier, car c'est toute une réaction en chaîne qui s'opère jusqu'à votre bassin et votre dos ! Prenez donc le temps de bien regarder les illustrations pour vous placer au plus juste. Votre corps vous remerciera de ce cadeau.

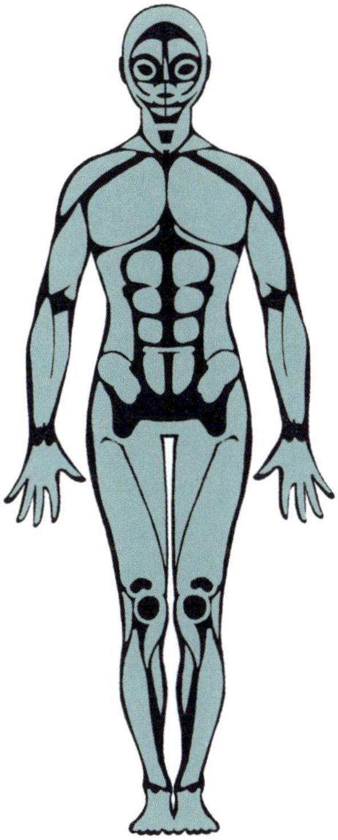

Les muscles

Ils sont la clé d'une silhouette dessinée ! Au nombre de 639, plus vous les solliciterez, plus ils vont se tonifier.
Ce qui est super avec le yoga, c'est qu'ils seront tous mobilisés. Certains seront étirés et d'autres au même moment à l'opposé de votre corps, vont être contractés. Ce parfait mélange fait monter les battements cardiaques, accélère la circulation sanguine pour mieux éliminer les toxines et sculpter votre corps.
Il existe deux grandes familles de muscles : les muscles profonds qui sont les plus proches du squelette, et les muscles superficiels qui viennent par-dessus. Le yoga sollicite majoritairement le premier groupe, d'où cette douce montée de chaleur dans le corps, sans avoir bougé de son tapis.

- **Les muscles profonds :** Les muscles de la tête, ceux de la colonne vertébrale (les spinaux, les rhomboïdes, sus-épineux), les muscles des côtes, le transverse (sous la tablette de chocolat), ceux du bassin (le pyramidal, le psoas iliaque, etc.), et les muscles des membres inférieurs (notamment sous les mollets !).
- **Les muscles superficiels :** Les tablettes de chocolat, les trapèzes, les muscles des fesses, les muscles de bras. Tous ceux qui recouvrent les muscles, qui soutiennent notre squelette et nous permettent de nous mouvoir.

Il est donc important, lors de votre pratique, d'adopter la bonne posture pour mobiliser les muscles profonds.

Intro

Les organes

Le yoga est une pratique très complète car elle va aussi travailler sur nos organes vitaux. Elle va éliminer les toxines, apporter de l'oxygène et faire en sorte que notre merveilleuse machine interne soit au top.

- **Le cerveau**

Votre disque dur. Grâce aux respirations et aux postures, vous lui apportez l'oxygène nécessaire à son bon fonctionnement. Vous l'apaisez et améliorez ses performances !

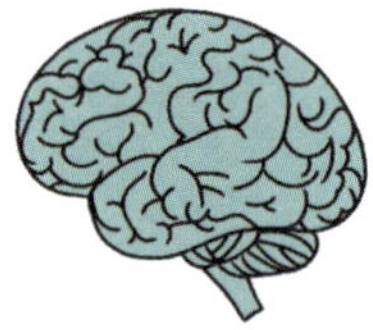

- **Les poumons**

C'est grâce à eux que vous respirez ! Ces petits ballons se gonflent et se dégonflent au fil de votre respiration. Plus vous allez les solliciter, meilleurs ils seront. Vous pourrez ainsi augmenter votre capacité en oxygène. Donc faciliter les échanges entre les cellules et favoriser plus facilement la perte de poids et la récupération.

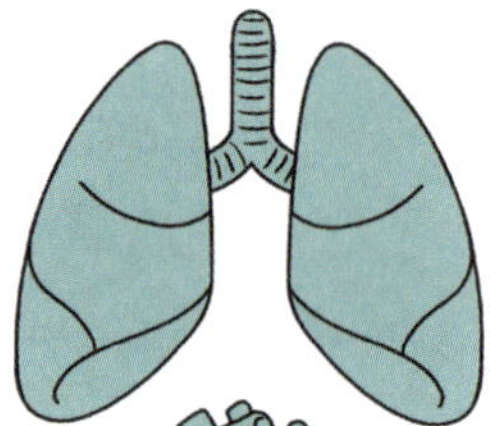

- **Le cœur**

Vous l'entretenez, lui demandez quelques efforts, le boostez et favorisez son rôle de pompe de nettoyage ! Un cœur au top permet une meilleure circulation sanguine et une meilleure condition physique. Le travail de la respiration permet au cœur de s'imperméabiliser plus facilement au stress.

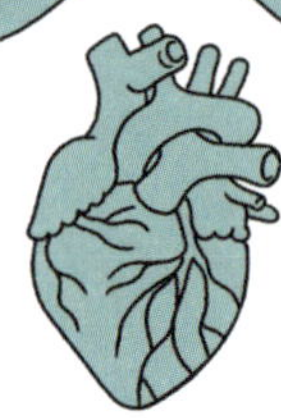

- **Le foie**

Il contient à lui seul plus de 10 % de notre sang ! Il a plusieurs rôles : réguler la glycémie, stocker le glycogène (le sucre qui va être envoyé dans le sang), détoxifier votre organisme et synthétiser les protéines. Grâce au yoga, et à toutes les postures, vous allez l'aider à augmenter ses performances, et le préserver d'une mauvaise hygiène de vie.

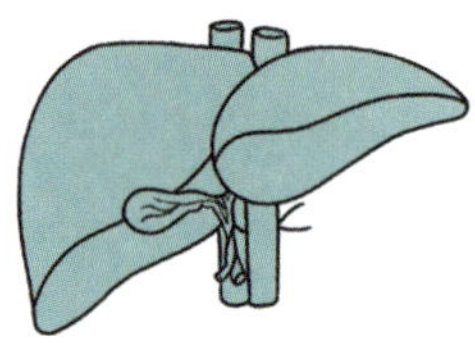

- **Le pancréas**

Il est indispensable pour votre bonne digestion, car il sécrète les sucs digestifs et aide à réguler la glycémie. Grâce à la pratique du yoga, vous contribuez à améliorer votre digestion, et à bien irriguer cet organe.

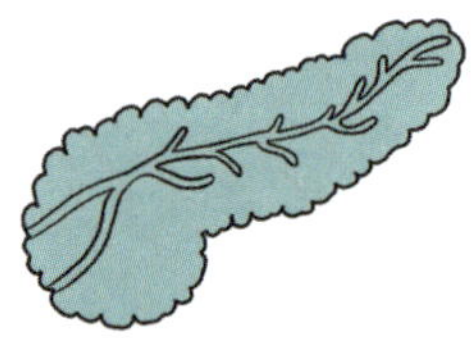

- **Les reins**

Ce sont vos filtres, votre station d'épuration ! Leur rôle est d'éliminer les déchets. Là encore, en prenant soin de votre corps, et en pratiquant un peu tous les jours, vous aidez les reins à bien fonctionner.

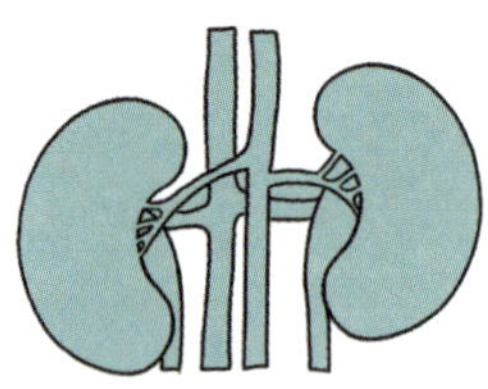

Les hormones

Que serions-nous sans nos hormones ? Un jour, c'est grand sourire, le suivant, c'est soupe à la grimace... (voilà ce que nous pensons toutes des hormones !) On se les représente surtout sous forme de petites choses capricieuses.

Pratiquer le yoga va permettre de stabiliser votre humeur, et donc vos hormones. Elles sont les messagères de votre corps, des substances chimiques qui sont liées à vos organes vitaux. Elles régulent votre organisme et interviennent dans divers processus, par exemple :

- La croissance avec les hormones de croissance.
- La reproduction : elles interviennent dans les cycles menstruels, pendant la grossesse et la lactation.
- La nutrition : avec l'insuline et son binôme le glucagon, qui régulent le taux de sucre dans le sang (glycémie), ou encore la leptine, qui gère les stocks de graisses, et sa copine la ghréline, qui stimule l'appétit !
- Le sommeil, quant à lui, est régulé par la fée mélatonine, qui intervient sur le rythme cardiaque.
- La température corporelle, elle, est régulée par les hormones de la thyroïde.

mon CONSEIL

Il est donc très important de prendre soin de tout ce petit monde. Bien respirer, bouger régulièrement, s'étirer est nécessaire pour favoriser une bonne circulation des substances du corps. Avec le yoga, vous aidez votre corps à être stimulé, mais aussi à le calmer en prenant le contrôle du système nerveux et cardiaque grâce à la respiration et aux postures.

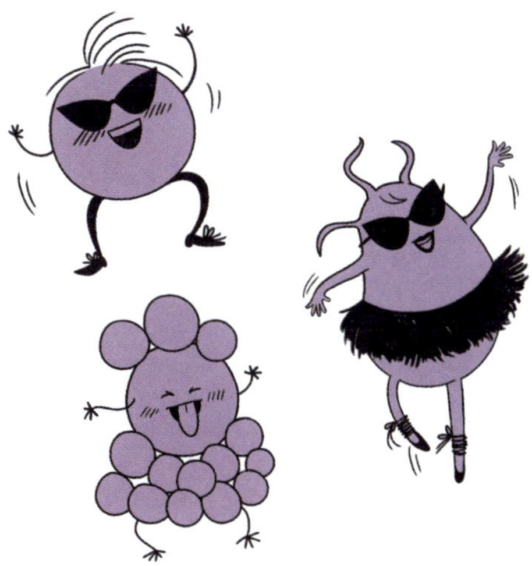

Intro

RESPIREZ...

La première fois que nous avons respiré, c'est à la sortie du ventre de notre mère. On a pris le contrôle de notre respiration et nous en serons maître jusqu'à notre dernier souffle !
Le yoga puise une partie de sa force dans ce geste essentiel pour nous enseigner sa maîtrise en nous faisant travailler profondément. Les postures associées aux respirations aident à faire circuler les énergies et amènent le calme intérieur, en préparant notre corps et notre mental à méditer.

Les étapes importantes de la respiration

Au fil de la journée, vos respirations balaient votre corps pour nettoyer l'organisme. Bien que cela soit un geste automatique, c'est en vous focalisant sur la respiration, en la travaillant jour après jour que vous avez la capacité d'améliorer votre condition physique et votre calme intérieur.

- **L'inspiration**
  C'est l'ouverture de la cage thoracique lorsque vous inspirez en début de posture. Elle permet au muscle du diaphragme de s'ouvrir et de descendre pour laisser les poumons se remplir d'O_2. Les côtes s'ouvrent alors et les muscles intercostaux se déploient telle une fleur de lotus à douze pétales (symbole du chakra du cœur, de la confiance en soi, de l'amour).

- **La rétention à poumons pleins**
  C'est une pause naturelle qui existe entre l'inspiration et l'expiration. Vous découvrirez véritablement son existence dans les exercices de respiration qui suivent...

- **L'expiration**
  C'est le relâchement des muscles de la cage thoracique lorsque le CO_2 est expulsé des poumons par la bouche ou par le nez. En yoga, c'est le plus souvent par le nez. Les poumons sont alors vides, le diaphragme remonte, les côtes s'abaissent.

- **La rétention à poumons vides**
  C'est l'autre moment de pause juste avant une nouvelle inspiration. Elle est souvent imperceptible dans le quotidien des gens stressés ! Mais si on y prête attention, elle est discrète lors d'une respiration normale et peut prendre beaucoup de place lors d'exercices pour se détendre.

... ET MÉDITEZ

Tout comme pour la respiration, le yoga utilise la méditation comme un principe de base. Correspondant au septième chemin du yoga, méditer nous aide à être dans le moment présent en lâchant prise afin que le flot des pensées ralentisse. La méditation nous offre une expérience renouvelée chaque fois : tout en étant concentrée, notre corps et notre esprit sont parfaitement relâchés. Nous émettons alors des ondes gamma qui sont responsables de multiples bienfaits !

Les 3 bienfaits de la méditation

- Votre **sentiment de bien-être**, votre capacité à avoir de la **compassion** et votre **self-control** augmentent.
- Votre **niveau de stress** diminue.
- Votre **concentration** et votre capacité à **prendre du recul** s'accroissent.

Il existe différentes méthodes de méditation ; c'est donc à vous de les tester pour trouver ce qui vous convient le mieux : la méditation guidée, la méditation en pleine conscience, la méditation Vipassana, la méditation Zazen, la méditation transcendantale, etc.

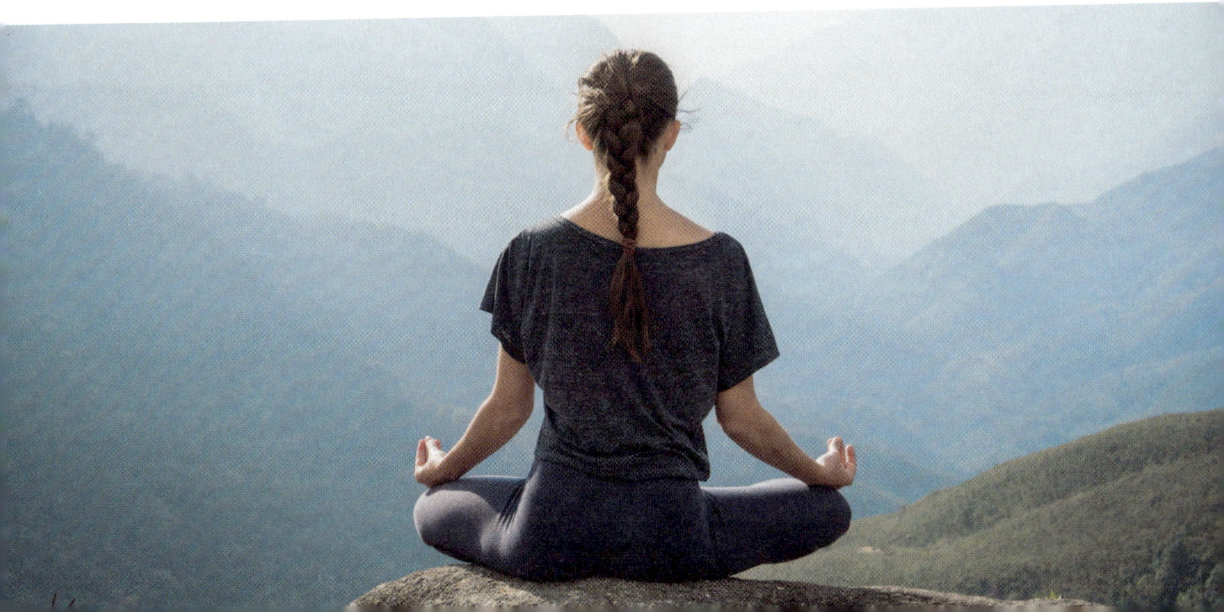

Intro

YOGA ET AYURVÉDA

L'ayurvéda et le yoga sont intrinsèquement liés car le premier est considéré comme la branche curative de l'enseignement yogique. Créé par les sages de l'Inde classique, l'ayurvéda est la plus ancienne médecine traditionnelle du monde (datant de plus de 5 000 ans). En envisageant chacun de nous dans sa globalité (corps et esprit), son but est de faire circuler nos énergies pour trouver un équilibre et préserver notre santé générale. J'aime l'ayurvéda car à l'inverse de la médecine occidentale qui nous soigne lorsque nous sommes malades, il va anticiper sur la cause. En appliquant les principes ayurvédiques et les rituels bienfaisants en fonction de nos maux et humeurs, on reprend ainsi le pouvoir sur notre santé et notre équilibre.

5 ÉLÉMENTS

L'ayurvéda fonctionne selon les trois énergies vitales présentes en chacune de vous et appelées « doshas ». Il y a vata (l'air et l'éther) ; pitta (feu et eau) et kapha (eau et terre). Les doshas sont une combinaison des « cinq éléments » qui constituent l'univers. Lorsque ces trois forces sont équilibrées, votre organisme reste en bonne santé.

L'éther : *akasha*. Représente l'énergie subtile, le vide, l'espace, tout ce qui touche à l'esthétique.

L'air : *vayu*. Représente le vent, le mouvement, la circulation énergétique. L'air de vos poumons par exemple, ou l'air ambiant.

Le feu : *agni*. Représente l'énergie du feu, la chaleur, la lumière, la combustion digestive.

L'eau : *apas*. Représente les émotions, les sentiments, le flegme, la fluidité.

La terre : *prittivi*. Représente l'énergie vivante, la structure du corps, la stabilité, la rigueur.

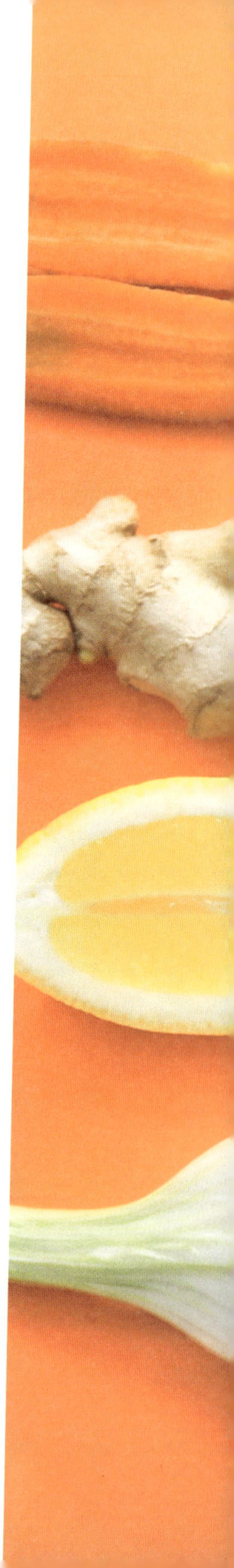

ZOOM sur

L'ALIMENTATION AYURVÉDIQUE

Un des principes majeurs de l'ayurvéda consiste à trouver l'équilibre et l'harmonie lorsque l'on arrive à bien comprendre notre façon de s'alimenter. En faisant du yoga, notre état intérieur se modifie et il en va de même lorsque nous mangeons. Les aliments que nous offrons à notre organisme ont une influence. Manger est donc un acte essentiel pour lequel il faut être cohérente avec soi-même. Cette médecine a une grande influence dans mon quotidien, car bien se nourrir est le rituel le plus important pour moi ! Bien au-delà de mes routines yoga, l'alimentation c'est 50 % de mon bien-être et l'objectif principal de cette médecine est de vivre jusqu'à 120 ans dans une bonne énergie.

En médecine ayurvédique, pour manger de manière équilibrée il est important de prendre en compte les forces vitales principales de notre corps (ou doshas).

Avant de vous lancer et de manger en conscience, voici les règles de base pour débuter :

- Veillez à ne pas sauter de repas par respect pour vos besoins physiologiques et votre glycémie.
- Consommez les aliments les moins transformés possible, donc évitez les produits industriels, les produits à indice glycémique élevé.
- Privilégiez la qualité des aliments à la quantité.
- Mangez dans le calme et en savourant vos bouchées. Prenez ce temps comme une récupération, c'est une coupure nécessaire à votre bien-être.
- Respectez la saisonnalité lors de votre choix des fruits et légumes.
- Préparez au maximum vous-même les repas.
- Respectez les temps de digestion et adaptez vos repas en fonction de vos besoins (selon vos activités : journées de bureaux, moments de réconfort, activités sportives).

Intro

LES POSTURES FONDAMENTALES

Posture 1

LA DEMI-LUNE DYNAMIQUE

Cette posture aligne les vertèbres, étire le dos et oxygène les organes.

1 - Debout, fléchissez votre genou gauche et penchez-vous pour poser le bout de vos doigts un peu plus loin que vos orteils, et décollez la jambe droite du sol pour la monter le plus haut possible.

2 - Avec votre main droite, attrapez votre cheville droite et ramenez votre talon contre la fesse. Respirez et sentez l'ouverture de la hanche et les étirements sur l'avant de la cuisse. Recommencez ensuite toute cette routine depuis le début du côté gauche.

3 - Maintenez le temps de 3 à 5 respirations avant de reposer le pied droit à côté du pied gauche. Puis déroulez votre colonne vertébrale pour revenir debout les mains en prière.

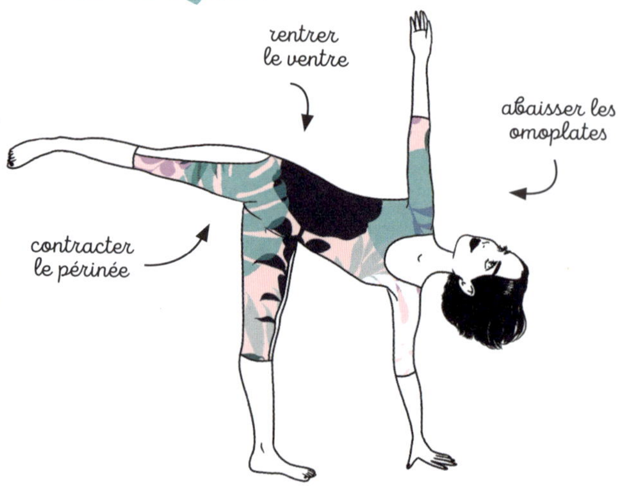

Posture 2

LA DEMI-LUNE SIMPLE

1 - Debout les pieds joints et les bras le long du corps. Inspirez en ouvrant vos côtes et montez les bras au-dessus de la tête en gardant la tête droite. Les paumes sont jointes. Le poids du corps autant sur les orteils que sur les talons.

2 - Expirez et inclinez le buste sur la droite pour étirer la taille. Inspirez et revenez au centre puis expirez de nouveau, et inclinez le buste sur la gauche.

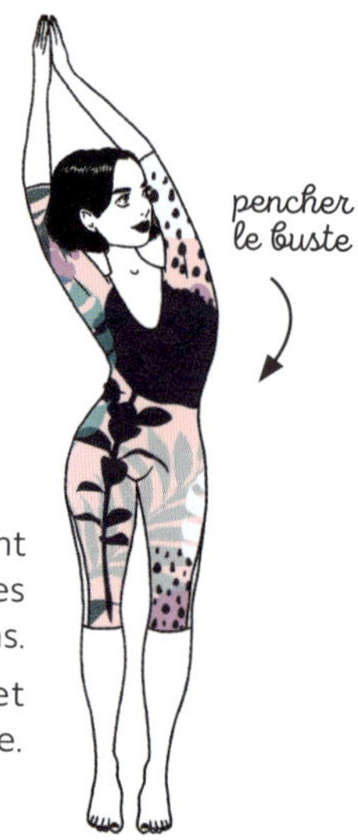

Posture 3
LE GUERRIER I

Cette posture renforce et sculpte les cuisses, les fessiers et le dos. Elle développe la force mentale, la stabilité du dos. Elle est aussi très efficace pour affiner les bras.

1 - Debout les pieds joints et les bras le long du corps. Inspirez en ouvrant vos côtes et montez les bras au-dessus de la tête en gardant la tête droite.

2 - Reculez la jambe droite loin derrière. Votre pied droit doit être perpendiculaire au pied gauche. Fléchissez la jambe gauche, tout en gardant les bras à la verticale, les mains jointes, tout en relevant les index au plafond. Le buste reste bien face à votre genou gauche. Changez de jambe quand vous aurez terminé vos respirations.

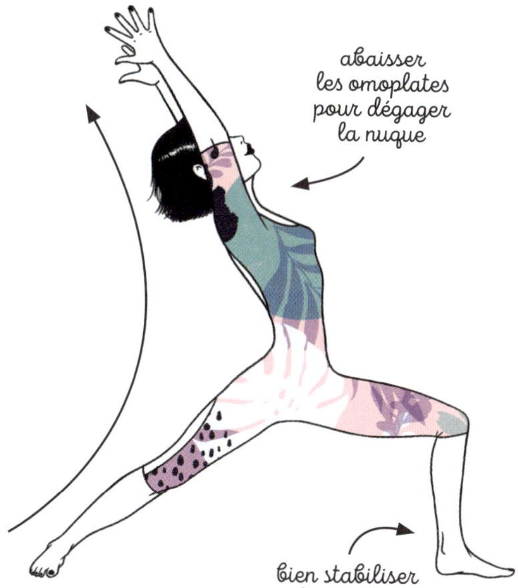

Posture 4
LE GUERRIER II

1 - Debout les pieds joints et les bras le long du corps, inspirez en ouvrant vos côtes et montez les bras au-dessus de la tête en gardant le cou droit.

2 - Reculez la jambe gauche loin derrière. Votre pied gauche doit être perpendiculaire au pied droit. Fléchissez la jambe gauche, écartez les bras à l'horizontale en expirant. Le buste est de profil. Changez de jambe quand vous aurez terminé vos respirations.

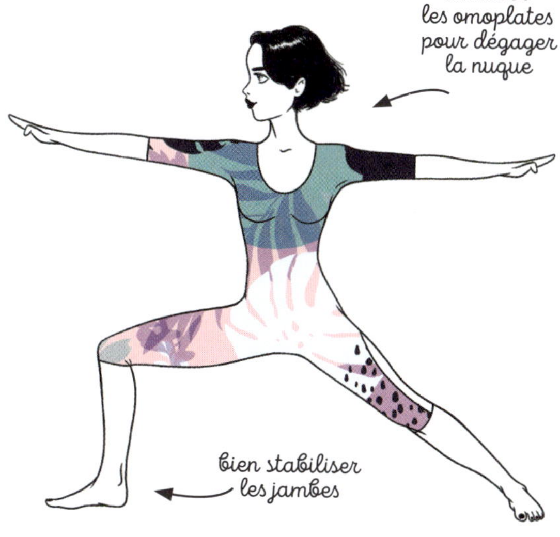

Posture 5
LE GUERRIER III

Cette posture renforce et sculpte les cuisses, les fessiers et le dos. Elle développe la force mentale, l'estime de soi.

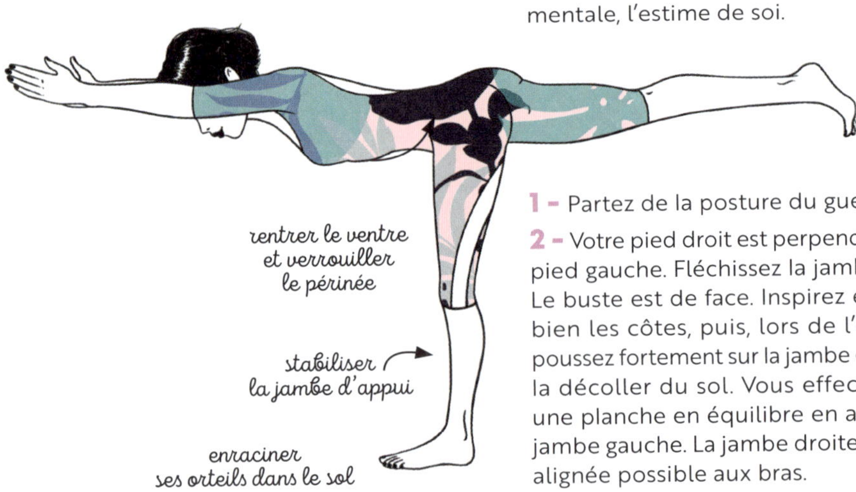

1 - Partez de la posture du guerrier I.

2 - Votre pied droit est perpendiculaire au pied gauche. Fléchissez la jambe gauche. Le buste est de face. Inspirez en ouvrant bien les côtes, puis, lors de l'expiration poussez fortement sur la jambe droite pour la décoller du sol. Vous effectuez donc une planche en équilibre en appui sur la jambe gauche. La jambe droite est le plus alignée possible aux bras.

3 - Revenez en guerrier II pour ensuite changer de jambe quand vous aurez terminé vos respirations.

Posture 6
LE TRIANGLE

Elle renforce l'intérieur des cuisses, sculpte la taille, et libère le bassin. C'est aussi une posture qui développe l'équilibre et la stabilité mentale. Le dos est aussi renforcé, ainsi que les bras.

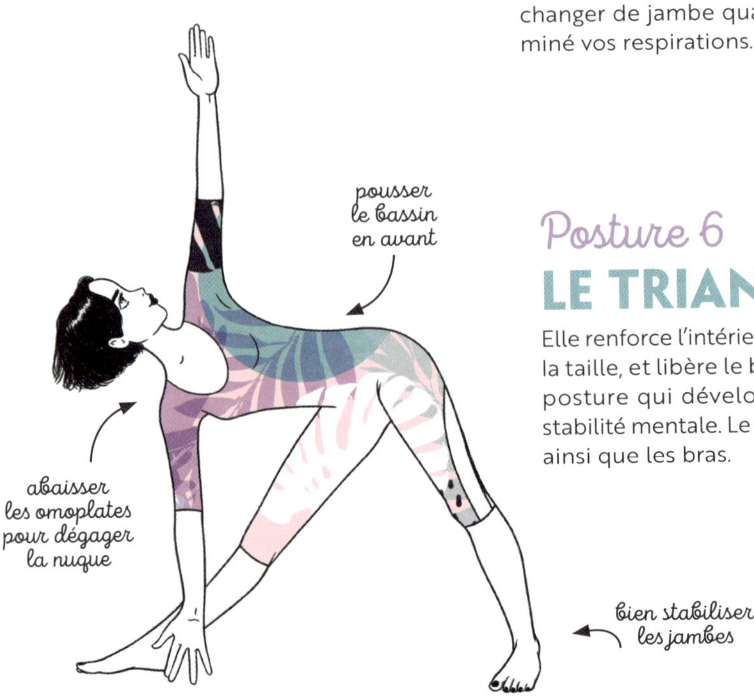
pousser le bassin en avant
abaisser les omoplates pour dégager la nuque
bien stabiliser les jambes

1 – Debout les pieds joints et les bras le long du corps. Inspirez en ouvrant vos côtes et montez les bras au-dessus de la tête en gardant la tête droite.

2 – Reculez la jambe droite loin derrière. Votre pied droit doit être perpendiculaire au pied gauche. Les 2 jambes sont bien tendues, les bras écartés à l'horizontale pendant l'expiration.

3 – Le buste est de profil. Inspirez en allongeant le bras gauche le plus possible en le gardant à l'horizontale, puis à l'expiration amenez la main gauche sur le tibia gauche. Le bras droit est tendu en direction du ciel. Changez de jambe quand vous aurez terminé vos respirations.

Maintenez la posture de 3 à 5 respirations.

Posture 7
LE CHIEN TÊTE EN BAS

Cette posture étire le dos, relance la circulation sanguine et sculpte les bras et le dos. C'est aussi une posture qui réoxygène le cerveau et ralentit l'arrivée des rides sur le visage.

1 – Placez-vous au sol à 4 pattes. Inspirez sans bouger.

2 – Poussez dans les mains et les pieds pour monter le coccyx au plafond, et tendre les jambes. Maintenez la posture en étirant les chevilles, comme si vous vouliez poser les talons au sol (Personne n'y arrive, n'allez pas trop loin ;-)) Les jambes sont tendues, tout comme les bras, la tête dans le prolongement du dos.

Maintenez la posture de 3 à 5 respirations.

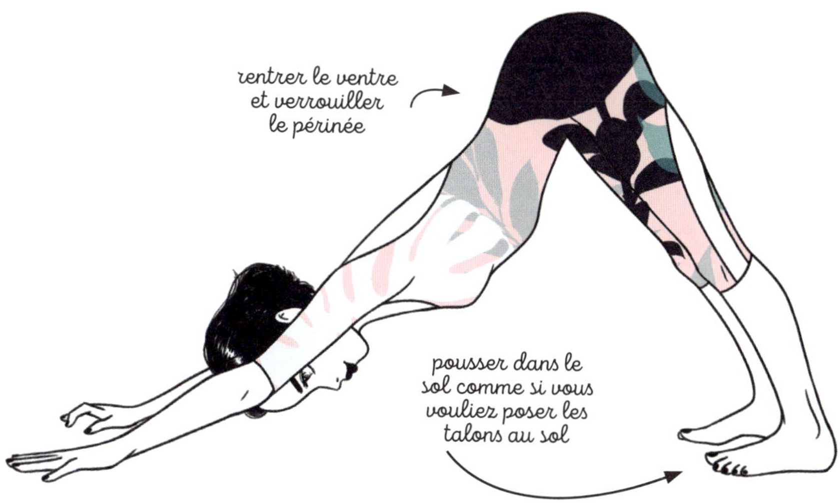
rentrer le ventre
et verrouiller
le périnée
pousser dans le
sol comme si vous
vouliez poser les
talons au sol

Intro

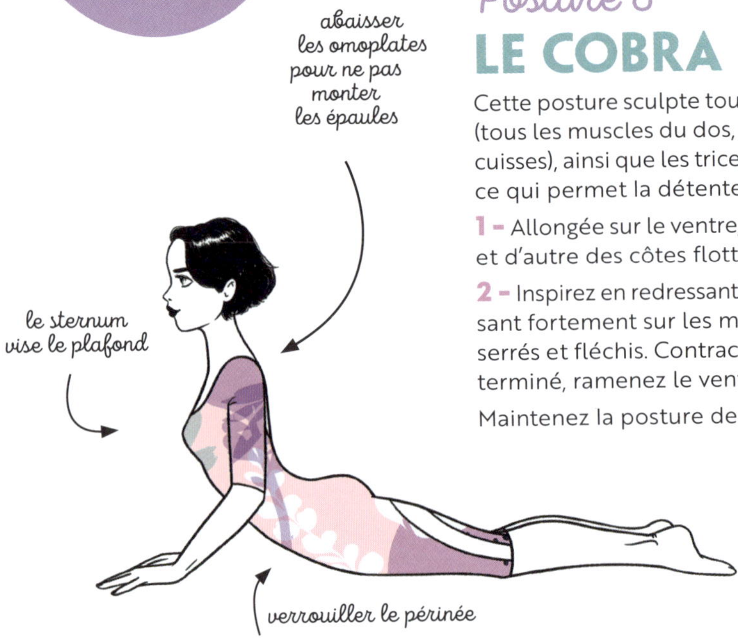
abaisser les omoplates pour ne pas monter les épaules
le sternum vise le plafond
verrouiller le périnée

Posture 8
LE COBRA

Cette posture sculpte toute la chaîne postérieure (tous les muscles du dos, les fessiers, l'arrière des cuisses), ainsi que les triceps. Elle étire les viscères ce qui permet la détente des abdominaux.

1 - Allongée sur le ventre, les mains à plat de part et d'autre des côtes flottantes, le front au sol.

2 - Inspirez en redressant le buste tout en repoussant fortement sur les mains. Gardez les coudes serrés et fléchis. Contractez les fessiers. Une fois terminé, ramenez le ventre et le front au sol.

Maintenez la posture de 3 à 5 respirations.

Posture 9
LA CHAISE

Cette posture aligne les vertèbres, sculpte les cuisses et les fessiers. Elle travaille la résistance et la force intérieure.

1 - Debout les pieds joints et les bras le long du corps. Inspirez en ouvrant vos côtes et montez les bras au-dessus de la tête en gardant la tête droite. Les paumes sont parallèles et les doigts ouverts. Le poids du corps autant sur les orteils que sur les talons. Fléchissez les jambes comme pour venir vous asseoir.

2 - Expirez tout en gardant cette position de jambes fléchies. Le poids du corps bascule naturellement sur les talons.

Maintenez la posture de 3 à 5 respirations.

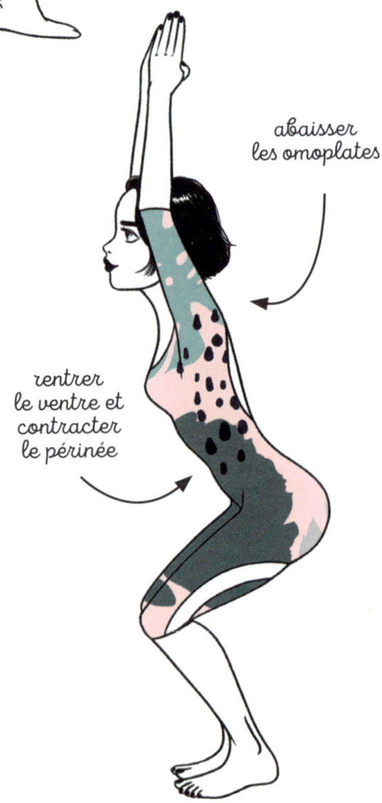
abaisser les omoplates
rentrer le ventre et contracter le périnée

Posture 10
LE PONT

Cette posture étire et renforce le dos. Elle sculpte les fessiers, l'arrière des cuisses et les lombaires. Elle permet un alignement des vertèbres cervicales. Sur le plan mental, elle calme les angoisses et élimine la colère.

1 – Allongé sur le dos, bras tendus et poings serrés, genoux fléchis, et gardez la nuque tendue. Inspirez.

2 – Poussez le bassin en direction du ciel en expirant et maintenez la posture. La nuque est bien allongée.

Maintenez la posture de 3 à 5 respirations.

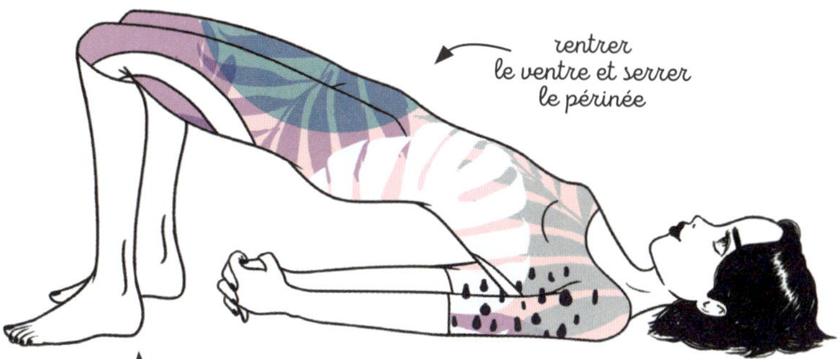

Posture 11
LA PINCE DEBOUT

Cette posture étire les vertèbres, l'arrière des cuisses, relance la circulation sanguine, travaille sur les organes pour éliminer les toxines.

1 – Debout les pieds joints et les bras le long du corps. Inspirez en ouvrant vos côtes et enroulez la colonne vertébrale vers le bas. Attrapez ainsi les mollets en écartant les coudes.

2 – Expirez et tirez sur les mollets pour laisser le moins d'espace possible entre les cuisses et le ventre. Gardez les jambes tendues.

Maintenez la posture de 3 à 5 respirations.

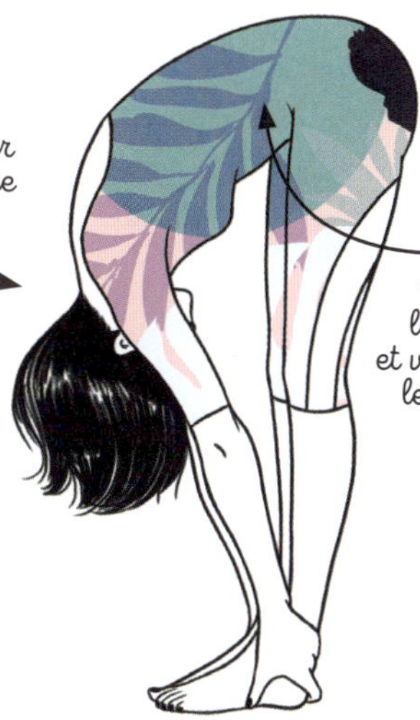
relâcher la nuque
rentrer le ventre et verrouiller le périnée

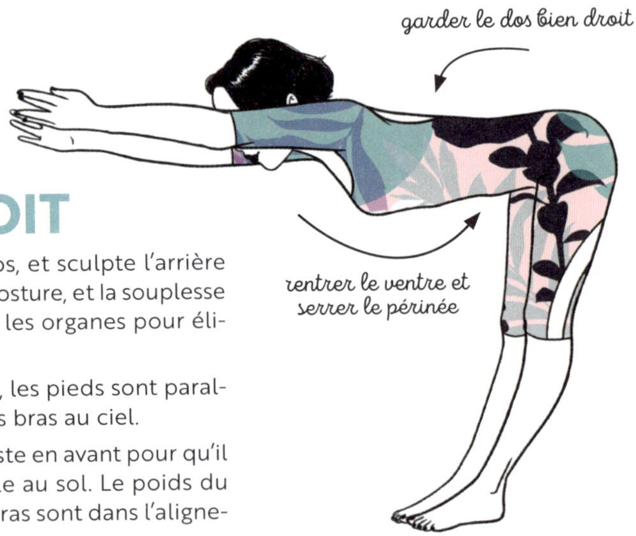
garder le dos bien droit
rentrer le ventre et serrer le périnée

Posture 12

L'ANGLE DROIT

Cette posture renforce le dos, et sculpte l'arrière des cuisses. Elle améliore la posture, et la souplesse des jambes. Elle travaille sur les organes pour éliminer les toxines.

1 - Debout les pieds écartés, les pieds sont parallèles. Inspirez en montant les bras au ciel.

2 - Expirez et penchez le buste en avant pour qu'il soit le plus possible parallèle au sol. Le poids du corps est sur les talons. Les bras sont dans l'alignement du dos.

Maintenez la posture de 3 à 5 respirations.

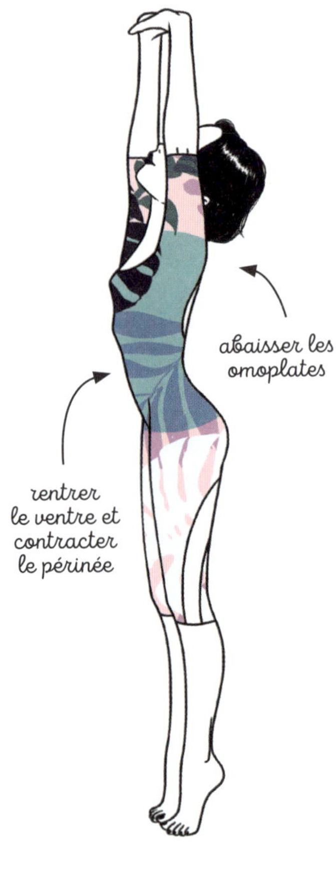

Posture 13

LE PALMIER DEBOUT

Cette posture aligne les vertèbres, étire le dos et oxygène les organes. Elle ouvre les épaules et travaille l'équilibre.

1 - Debout les pieds joints et les bras le long du corps. Inspirez en ouvrant vos côtes et montez les bras au-dessus de la tête en gardant la tête droite. Décollez les talons du sol. Les paumes sont jointes et les doigts entrecroisés.

2 - Expirez et retournez les paumes au ciel en gardant les bras bien tendus.

Maintenez la posture de 3 à 5 respirations.

Posture 14
LE CHAMEAU

Cette posture renforce les muscles du dos, contracte les fessiers et améliore la posture. Elle étire aussi tous les muscles de la face antérieure (abdos, pectoraux, cuisses). Sur le plan mental, elle libère les tensions et les angoisses au niveau du diaphragme.

1 - Les genoux au sol, écartés de la largeur du bassin. Inspirez et placez les paumes des mains sur les talons tout en serrant les omoplates et les coudes.

2 - Poussez le bassin vers l'avant, levez le menton tout en gardant le ventre rentré et les fessiers contractés.

Maintenez la posture de 3 à 5 respirations.

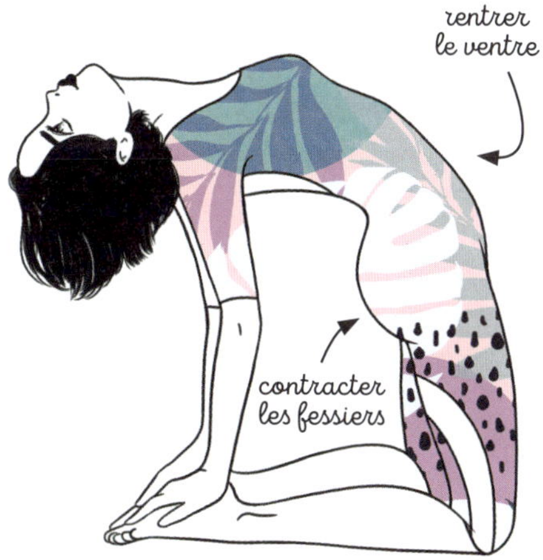

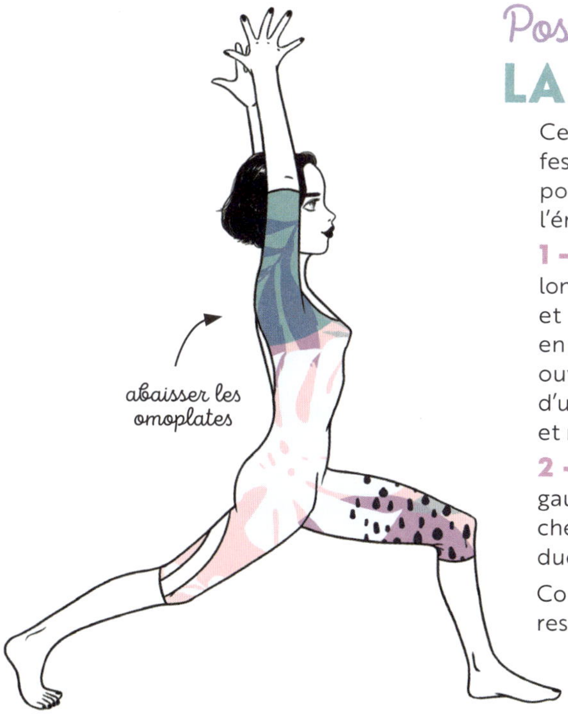

Posture 15
LA GRANDE FENTE

Cette posture sculpte les cuisses, les fessiers et les bras. Elle renforce aussi la posture. Sur le plan mental, elle donne de l'énergie et de la confiance en soi.

1 - Debout les pieds joints et les bras le long du corps. Inspirez en ouvrant vos côtes et montez les bras au-dessus de la tête en gardant la tête droite. Les doigts sont ouverts et les mains parallèles. Reculez d'un très grand pas avec la jambe droite et restez en appui sur demi- pointe.

2 - Expirez tout en fléchissant le genou gauche sans que celui-ci dépasse votre cheville. Gardez la jambe droite bien tendue et étirez votre dos.

Comptez jusqu'à 3 le temps de chaque respiration, puis changez de jambe.

Posture 16

DU LAPIN AU COBRA

Cet enchaînement de postures permet de déverrouiller la colonne vertébrale, de renforcer le dos et les bras, d'amener le calme intérieur et la confiance en soi.

1 -

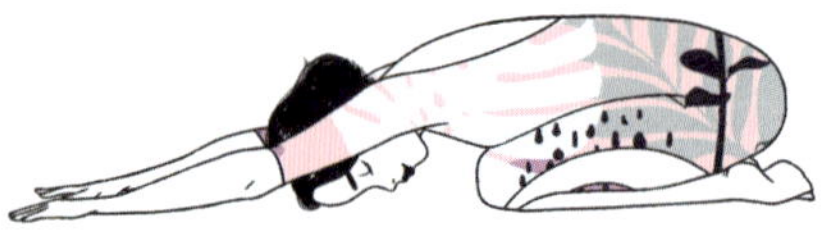

2 -

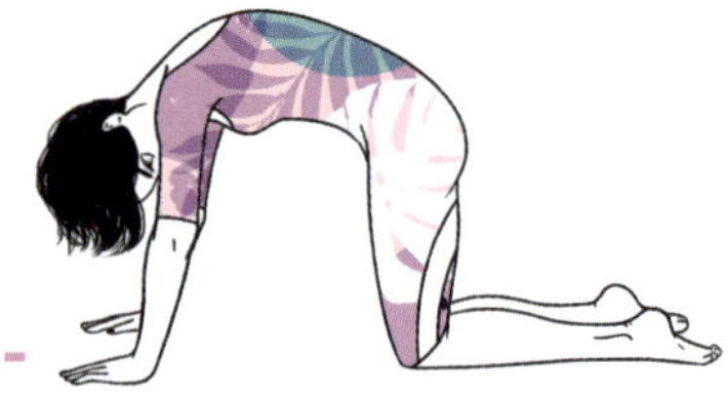

3 -

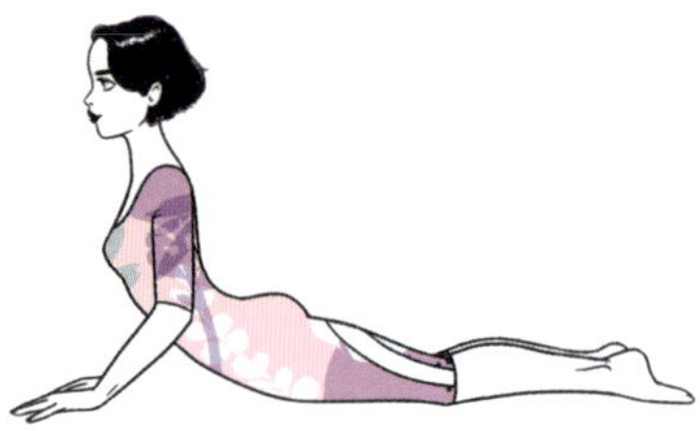

4 -

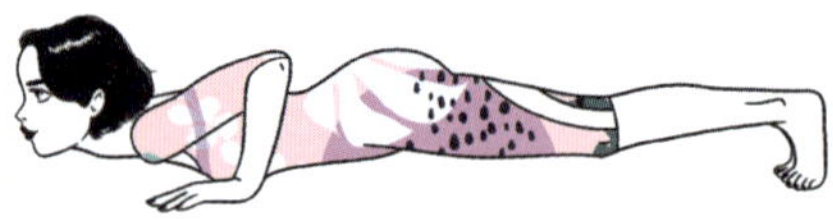

5 -

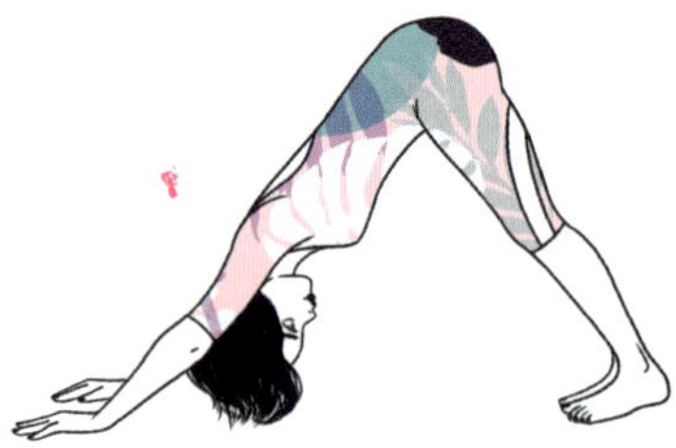

1 - À quatre pattes au sol. Il s'agit d'un enchaînement. Inspirez et placez-vous dans la posture de l'enfant. C'est-à-dire, ramenez le bassin sur vos talons tout en gardant les bras tendus devant vous. Expirez et tenez la posture.

2 - Inspirez de nouveau sans bouger, puis à l'expiration, revenez à 4 pattes avec le dos rond et la tête bien rentrée.

3 - Inspirez en fléchissant les coudes pour adopter la posture du cobra.

4 - Expirez et venez vous allonger à plat ventre, le front contre le sol.

5 - Inspirez et revenez à 4 pattes puis expirez et poussez les fessiers en direction du plafond pour venir en chien tête en bas, les jambes bien tendues.

6 - Inspirez et revenez à 4 pattes dans la posture initiale.

Effectuez cette routine 5 fois. Prenez le temps de faire un mouvement, une inspiration, un mouvement, une expiration.

Posture 17

LE TIGRE

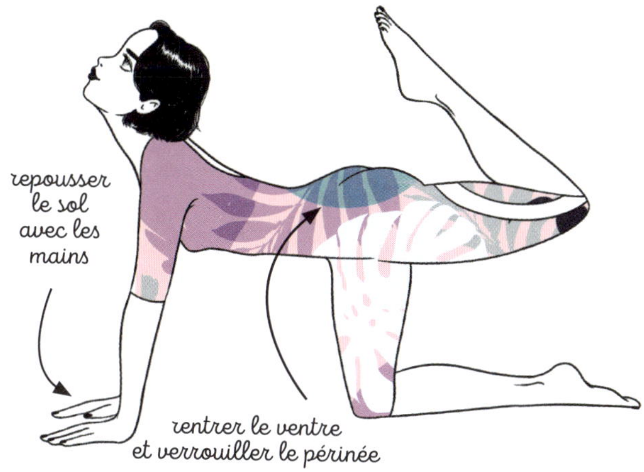

Cette posture sculpte le dos, les fessiers, et renforce les bras. C'est aussi une posture qui réoxygène le corps, stimule les organes et élimine la colère.

1 – Au sol à 4 pattes, les genoux serrés. Inspirez en montant la jambe droite sur l'arrière le plus haut possible. Une fois au maximum de vos capacités, fléchissez le genou comme pour venir toucher votre tête avec la pointe de votre pied.

2 – Expirez en ramenant le genou droit au front. Le dos est arrondi.

Effectuez 3 à 5 séries de chaque jambe.

Posture 18

LA PLANCHE

Cette posture sculpte le ventre et les bras, renforce le dos. C'est aussi une posture qui développe la force mentale.

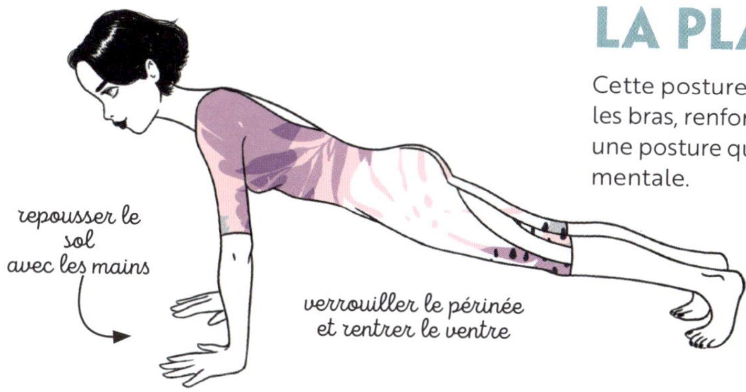

1 – Au sol à 4 pattes, le dos droit. Inspirez en montant et en tendant les jambes pour venir en planche.

2 – Expirez en maintenant la posture, le ventre bien rentré, les épaules basses et les bras tendus.

Maintenez la posture de 3 à 5 respirations.

Intro

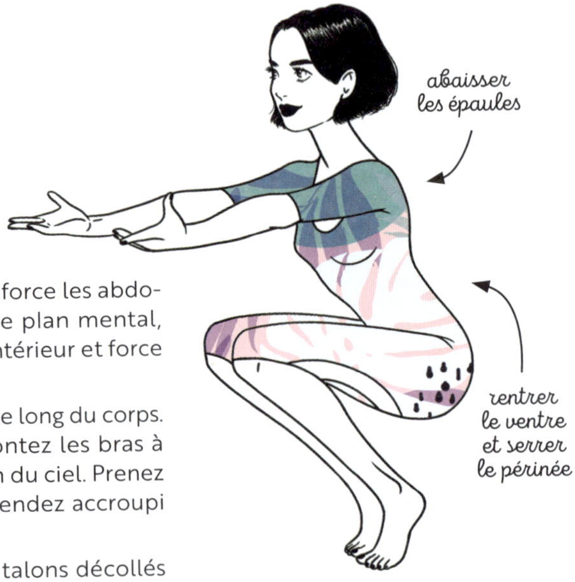

Posture 19

LE BAMBOU

Cette posture sculpte les jambes, renforce les abdominaux, et travaille l'équilibre. Sur le plan mental, le bambou apporte sérénité, calme intérieur et force mentale.

1 – Debout les pieds joints et les bras le long du corps. Inspirez en ouvrant vos côtes et montez les bras à l'horizontale, les paumes en direction du ciel. Prenez appui sur les orteils. Expirez et descendez accroupi sans reposer les talons.

2 – Inspirez en restant accroupi, les talons décollés et les bras devant vous. Expirez et repoussez le sol pour revenir debout les talons toujours décollés. Inspirez sans bouger et expirez pour revenir dans la position de départ.

Un mouvement, une respiration. Effectuez le mouvement de 3 à 5 respirations.

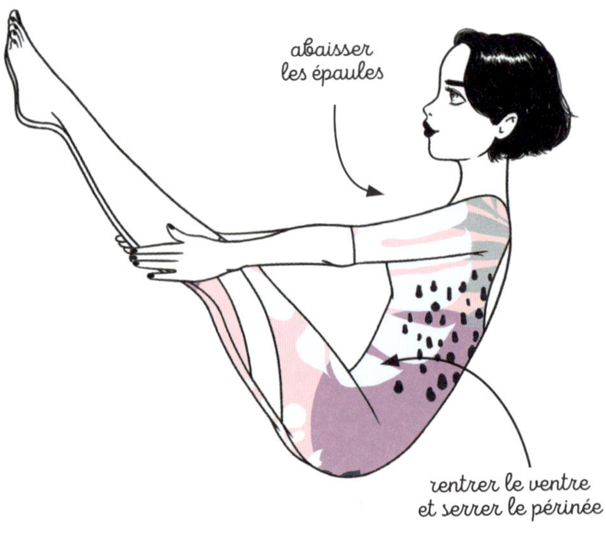

Posture 20

LA BARQUE

Cette posture sculpte le ventre et renforce le dos. C'est aussi une posture qui développe l'équilibre et la concentration. La barque stabilise le mental et emmagasine l'énergie dans le ventre.

1 – En position assise, inspirez et attrapez vos chevilles.

2 – Expirez et décollez les talons du sol. Montez les tibias et essayez de lâcher les mains et de maintenir cette posture.

Maintenez la posture de 3 à 5 respirations.

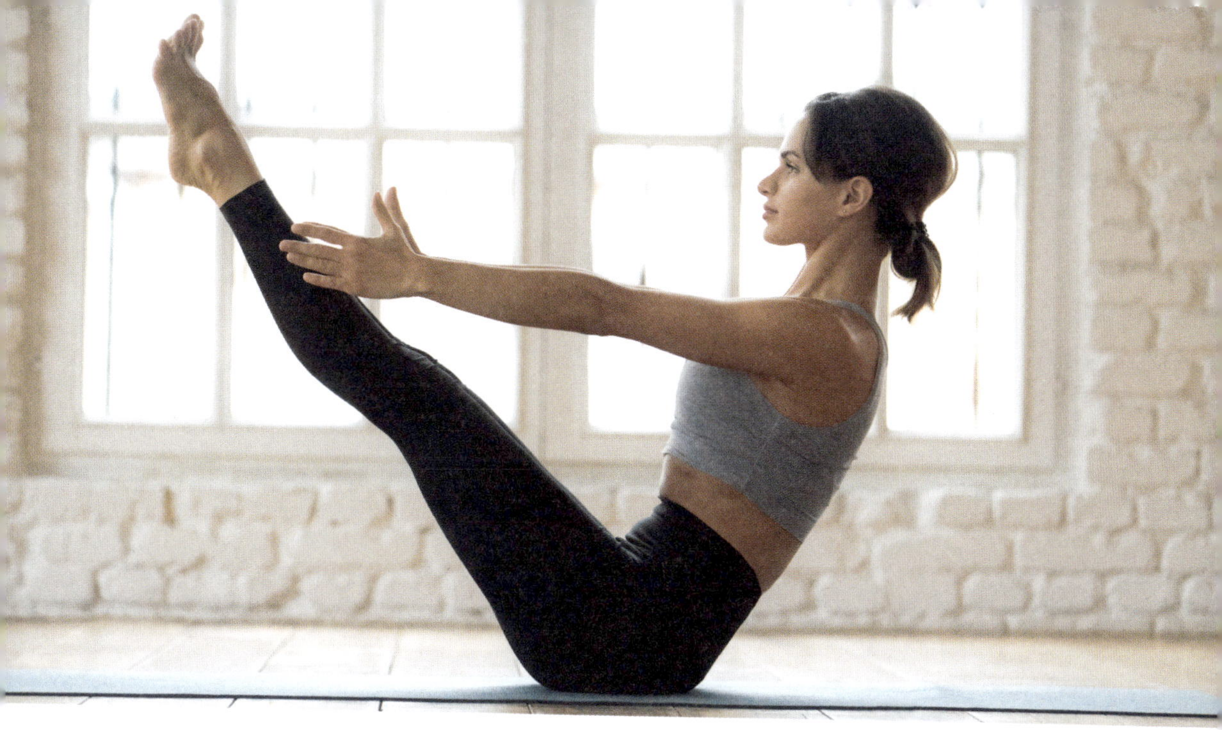

Posture 21

L'EXTENSION DES JAMBES ET DU DOS

Cette posture allonge la colonne vertébrale, étire l'arrière des cuisses et renforce le dos. Elle améliore la circulation sanguine au niveau du cerveau, et permet de redonner de l'énergie au corps tout en apaisant l'esprit.

1 - Debout les jambes écartées de plus que la largeur des épaules, les pieds sont parallèles. Inspirez, les mains sur la taille, le dos bien droit.

2 - Expirez et penchez le buste en avant en attrapant les mollets. Écartez les coudes, allongez la nuque comme pour venir poser le sommet du crâne au sol.

Maintenez la posture de 3 à 5 respirations.

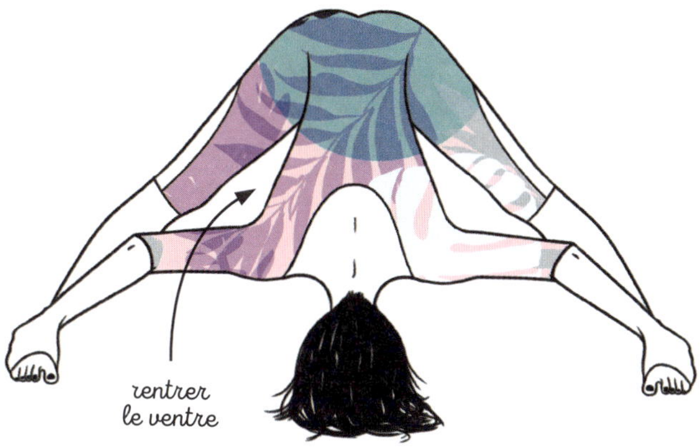

Intro

MATÉRIEL ET MODE D'EMPLOI

Se mettre au yoga est assez simple car la pratique ne demande que peu de moyens. Comme moi, vous pouvez même pratiquer sans tapis, n'importe où, quand l'envie vous prend. Par exemple, quand j'ai envie de me recentrer, je médite durant mes trajets... Eh oui, le yoga ne se limite pas à effectuer des postures plus ou moins acrobatiques ! Rassurez-vous, la pratique du yoga est aussi possible dans des conditions moins roots. Voici le matériel dont vous aurez besoin afin de vous aider à franchir les niveaux sans vous blesser !

Un tapis de yoga

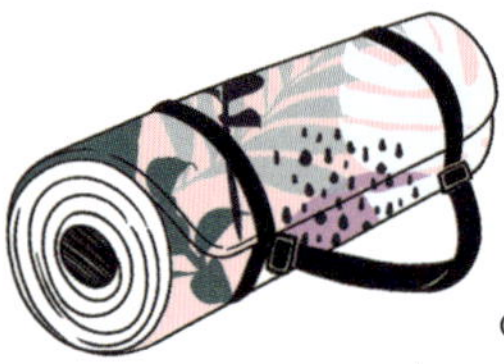

Et non de gym, car ces derniers sont trop épais. Il vous sera difficile de trouver l'équilibre dans les postures sur un pied. Votre tapis doit être antidérapant, et au minimum de 5 mm d'épaisseur et au maximum de 1,5 cm. Il en existe de toutes les couleurs, avec des motifs, et de plusieurs tailles. Il y a la version de voyage qui se plie, d'autres qui se roulent et se rangent dans des sacs de transport ou simplement munis d'une sangle pour le porter en bandoulière.

Des briques

En général, deux suffisent. Ce sont des briques de forme rectangulaire en bois, en liège ou en mousse dure. Elles permettent de surélever le bassin lorsque vous êtes assise en tailleur afin de soulager les douleurs dorsales. Elles servent aussi à adopter le bon placement lorsque certaines postures demandent une bonne souplesse. Ce sont des aides utiles.

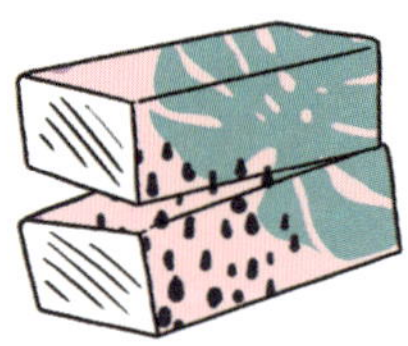

Une sangle ou un élastique assez rigide

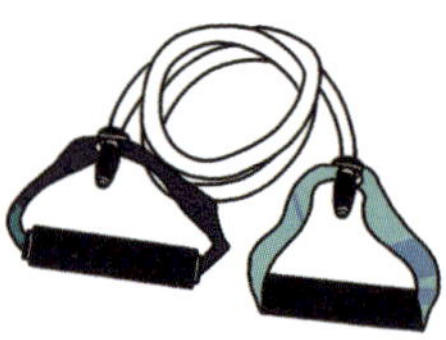

Idéal pour aller chercher ses pieds lorsque l'on n'arrive pas à les attraper directement. C'est là encore, une aide précieuse car en yoga, ce n'est pas la finalité de la posture qui importe, mais le chemin par lequel vous passez.

ZOOM sur

LE CHOIX DE SON COURS DE YOGA

Pas si simple de se mettre au yoga quand on voit tous les différents cours qui existent ! Je vais tenter de vous aiguiller dans votre démarche en vous donnant les grands courants yogiques.

Le Hatha Yoga : le yoga de tous les yogas
C'est un peu la bible des yogis, il existe depuis deux mille ans. Vous y apprendrez toutes les postures de base. Le principe de ce cours est de maintenir chaque posture le temps de plusieurs respirations, et appendre la maîtrise du souffle vital. C'est un cours complet plutôt lent qui mixe les respirations, les postures, de la relaxation, des prières et des textes.

Le yoga Ashtanga : le yoga le plus physique
Le Ashtanga est une forme traditionnelle de yoga dynamique (plus physique que le Hatha Yoga). Son nom signifie « les huit membres du yoga ». Le but est de synchroniser sa respiration avec une série de postures rythmées. Cette pratique donne rapidement très chaud, permettant de purifier et éliminer les toxines des muscles et des organes. Elle développe beaucoup la force, la souplesse, la résistance et l'équilibre.

Le yoga Vinyasa : le yoga dynamique
Cette pratique est souvent confondue avec le Ashtanga. Le principe est le même : une synchronisation du mouvement sur la respiration. Mais ici les postures sont maintenues le temps de plusieurs respirations avant d'être enchaînées. Là aussi, la pratique de ce yoga dynamique provoque une élévation de la température du corps et fait transpirer. Cette transpiration purifie l'intérieur du corps en évacuant les toxines. Cette pratique permet d'améliorer la concentration et la souplesse, tonifie le corps et détend.

Le yoga Nidra : le yoga du sommeil
Le yoga Nidra signifie « sommeil lucide ». Ce yoga permet d'améliorer la qualité du sommeil grâce à des exercices de respirations et des visualisations. C'est une pratique immobile, allongée sur un tapis. Le but étant d'arriver à un état de relaxation profond. Pas de contre-indication pour se mettre au yoga Nidra ! Il suffit de se laisser aller.

Le Yin Yoga : le nouveau yoga
Le Yin Yoga est un nouveau yoga. Inventé il y a à peine vingt ans, il repose sur trois grands fondements : la médecine chinoise et les méridiens, les postures de yoga et l'approche lente du taoïsme. Lors d'une séance de Yin, il y a entre huit et dix postures maximum. Chacune des postures est maintenue entre quatre et sept minutes. Ce yoga est parfait pour les personnes au tempérament de feu.

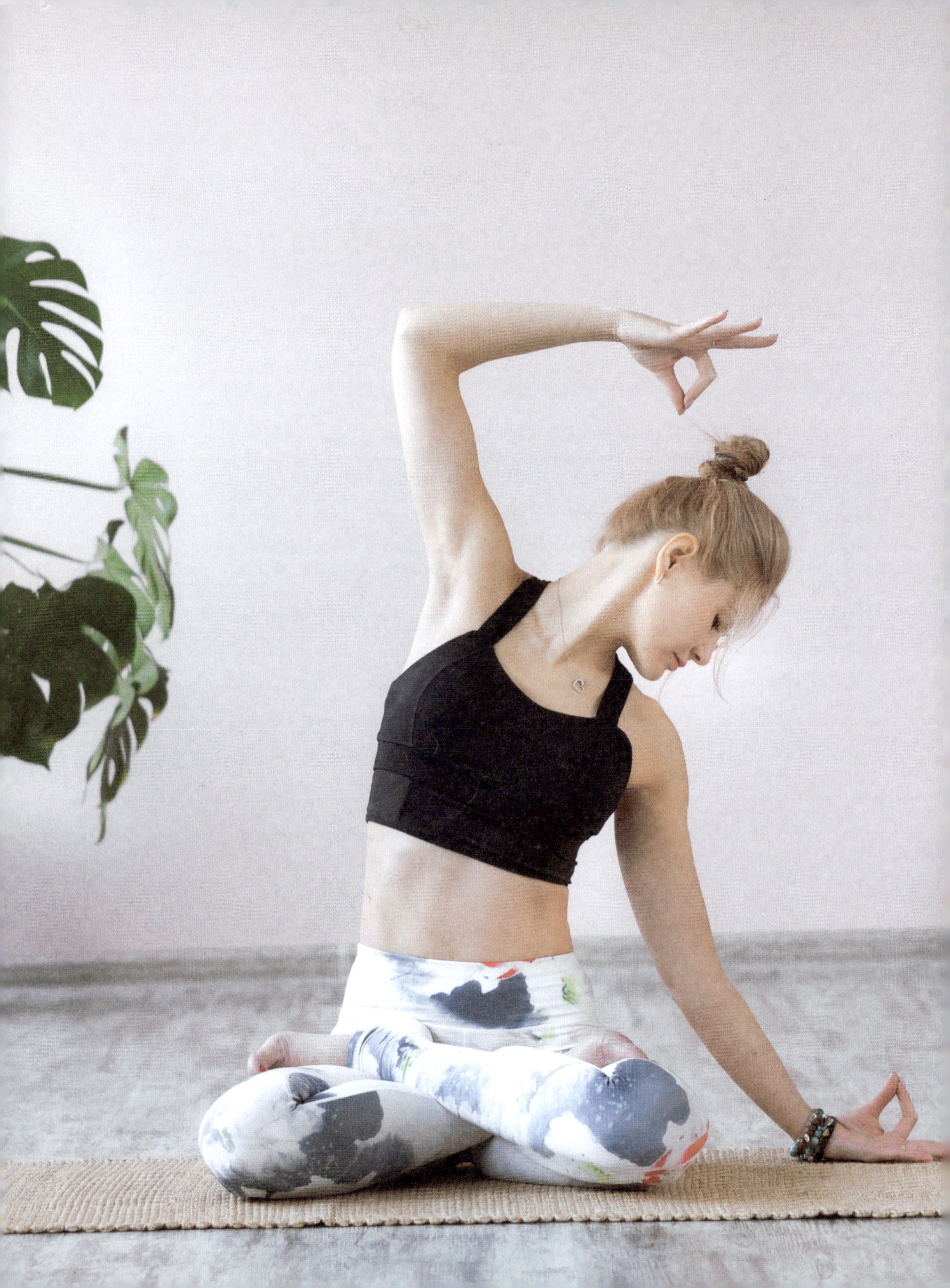

Partie 1

MES PETITES ROUTINES YOGA DU MATIN

C'est vrai que ce n'est pas toujours facile de mettre en place une routine, de bon matin de surcroît. Se lever plus tôt peut être difficile mais lorsque vous ressentez tous les bienfaits que cela apporte, vous prenez rapidement conscience qu'effectivement la journée sera meilleure. Des effets à court terme, pour la journée à venir, c'est déjà pas mal, mais aussi des effets à long terme qui perdurent avec une pratique régulière : le corps est de plus en plus tonique et souple, le mental est discipliné et apaisé, l'organisme est équilibré...

Il faut donc consacrer du temps à votre santé, votre bien-être et cela passe par plusieurs « cases » obligatoires ! Nourrir, soigner, entretenir, assouplir et embellir son organisme font partie des rituels indispensables de cette routine. Cela devient comme un cadeau que vous vous faites chaque jour, un présent qui rayonne tout autour de vous et dont votre entourage pourra également bénéficier, car c'est agréable d'être en présence d'une personne pleine d'énergie, joyeuse, positive, bienveillante, bien dans sa peau et dans sa tête. Cette discipline va devenir en peu de temps un réel plaisir !

Bien-être

POUR UN RÉVEIL SANS STRESS

Bien que la journée démarre, il est inutile de se mettre plus la pression que nous ne l'avons déjà ! Au contraire, je laisse mon mental au calme et je commence par observer ma respiration, puis j'entreprends une courte méditation. Une respiration contrôlée et entraînée permet au corps de réguler son niveau de stress, d'améliorer les échanges intra- et extracellulaires, et de limiter les dérèglements hormonaux et les inflammations. Vous verrez, cela fait un bien fou de ne pas se violenter dès le matin.

3 gestes power

- **Asseyez-vous dans votre lit ou restez allongée.** Cinq minutes, c'est bien pour passer de l'état de sommeil à celui de doux réveil, afin de rendre votre journée plus facile.
- **Une fois installée,** restez tranquille et pensez seulement à respirer. Choisissez un mantra à vous répéter ou récitez votre sankalpa.
- **Ensuite, observez votre environnement,** la nature par la fenêtre et terminez en vous interrogeant sur des points essentiels : Comment va mon corps ?, Comment va mon mental ?, Suis-je en accord avec mes choix ?, Que vais-je faire ce jour ?

mon ASTUCE

Le secret pour arriver à être assidue ? Vous réveiller 5 min plus tôt que d'habitude. En général, ces courtes minutes font toutes la différence le matin. Ainsi, vous pouvez anticiper et gardez votre rituel qui est aussi précieux que les instants de plus sous la couette les jours d'hiver.

Vous verrez, cela vous fera un bien fou de commencer votre matinée sans rush ni pression. Au contraire, cela vous enracine, installe un calme intérieur et c'est un vrai cadeau que vous vous faites pour toute la journée.

ZOOM sur

LE SANKALPA

Avant chacune de mes pratiques, ou lors de mes moments clés dans la journée c'est-à-dire, lorsque j'ai une minute pour moi, je prends le temps de me remémorer mon sankalpa. Bouddha disait : « Avec nos pensées, nous bâtissons notre monde. », c'est tellement juste.

Le sankalpa (du sanskrit signifiant « détermination ») est la formulation d'une intention positive permettant d'atteindre un but pour opérer un changement en vous-même, pour vous améliorer. Ce message va directement à votre subconscient, telle une graine que vous allez enfouir tout au fond de vous-même. Cette graine représente votre ancrage dans la vie.

Concrètement, votre sankalpa doit être une phrase courte, formulée au présent et positive envers vous. Elle est destinée à la personne que vous êtes au plus profond de vous-même. C'est un message à votre âme qui vous permettra d'avancer dans la vie en toute cohérence et dans la bonne direction. À force de le répéter, de le mentaliser, ce message va s'ancrer petit à petit. Ces actions permettent d'agir progressivement, de redéfinir les limites que vous vous êtes fixées. C'est un pouvoir extraordinaire.

Choisissez votre sankalpa et récitez-le aussi souvent que possible. Répétez-le avant de commencer votre journée, ou lorsque vous pratiquez une séance de yoga ou encore, en fin de journée lorsque vous avez quelques minutes pour vous recentrer. La douceur de ces mots est une vraie caresse pour votre âme.

Bien-être

POUR UN SYSTÈME IMMUNITAIRE SANS FAILLE

Une fois réveillée et l'esprit apaisé, je m'attelle à faire le grand ménage interne... Cela peut paraître très logique mais le petit passage aux toilettes pour éliminer les premières toxines est essentiel. Votre corps travaille toute la nuit à la digestion, et à votre bonne récupération. Le matin, vous éliminez les déchets de la veille. D'ailleurs, plus les urines sont foncées, plus elles sont chargées en déchets. Il faudra alors veiller à boire tout au long de la journée.

1 geste magique : le nettoyage de la langue

Le but de ce geste est d'ôter la pellicule blanchâtre qui s'est déposée sur votre langue durant la nuit. Pour ce faire, un gratte langue en cuivre est parfait. Vous le trouverez sur internet ou vous pouvez aussi utiliser une petite cuillère. Mais pas de brosse à dents, qui ne va jamais aussi bien nettoyer ce petit dépôt.

- **Effectuez simplement un passage rapide,** en 3 fois, sur toute la surface de la langue.
- **N'appuyez pas fort** sur votre langue et ne la « raclez »pas.
- **Rincez-vous ensuite la bouche** avec de l'eau chaude pure ou additionnée d'une cuillerée à café de bicarbonate de soude. Vous obtiendrez immédiatement une bouche propre et une haleine fraîche.

Ce geste magique va permettre de stimuler votre système digestif et votre système immunitaire car il va ôter les déchets que votre corps n'a pas pu éliminer et qui se sont installés sur votre langue. Plus la pellicule est blanche, plus votre digestion est difficile.

Le yoga du nez

Une fois par semaine et parfois tous les 15 jours, je nettoie mon nez de la façon la plus douce qui soit... Je l'ai appris de ma tante, elle-même professeure de yoga. Sans produit irritant ou abrasif, je pratique la version yogi ou ayurvédique du rinçage de nez : la technique Jala Neti (Jala étant l'eau en sanskrit et Neti le nez).

-1-

Procurez-vous un pot Neti en porcelaine (sur internet ou en boutique bio). Remplissez-le d'eau tiède et ajoutez une cuillerée à café de gros sel marin. Remuez jusqu'à ce que le sel ait fondu.

-2-

Penchez-vous au-dessus d'un lavabo, inclinez la tête sur la droite et glissez le bec du pot Neti dans votre narine gauche. Laissez couler l'eau à travers votre narine gauche, qui va ressortir par la narine droite.

-3-

Bouchez ensuite votre narine gauche et expirez doucement par la narine droite.

-4-

Effectuez ensuite le même geste pour votre narine droite. Recommencez ainsi jusqu'à ce que votre pot Neti soit vide.

-5-

Enfin, mouchez-vous délicatement et séchez vos narines pour préserver vos sinus. Votre nez est nettoyé de toutes les impuretés que vous respirez. Et une respiration propre, c'est un esprit clair !

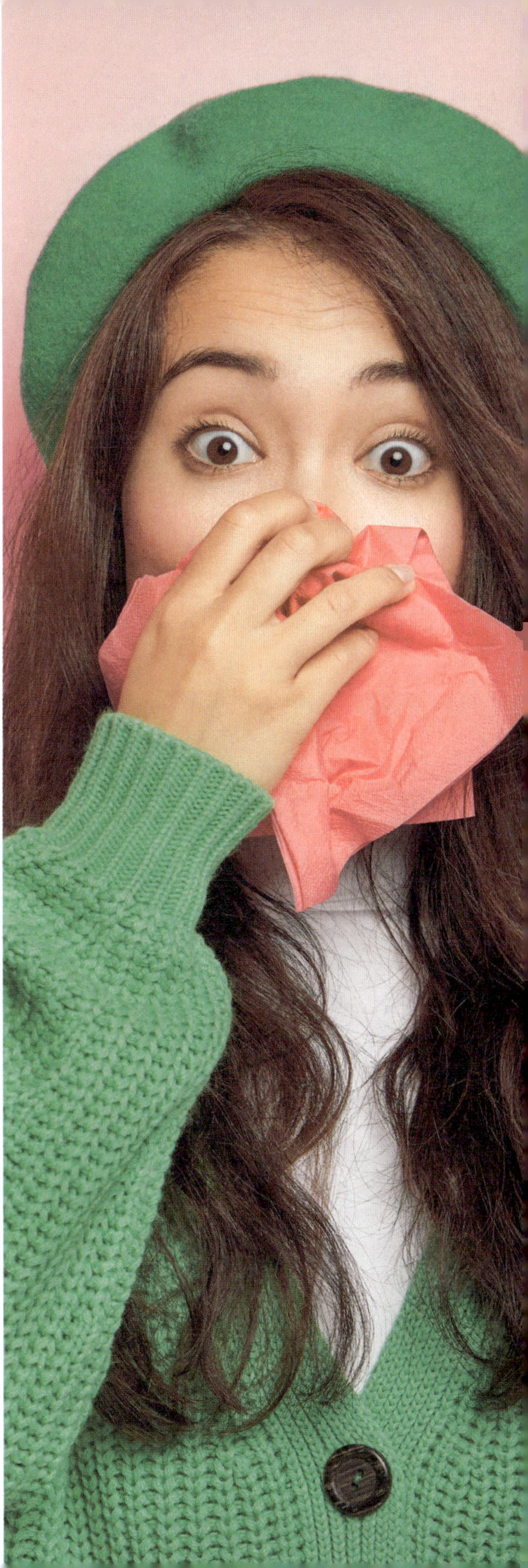

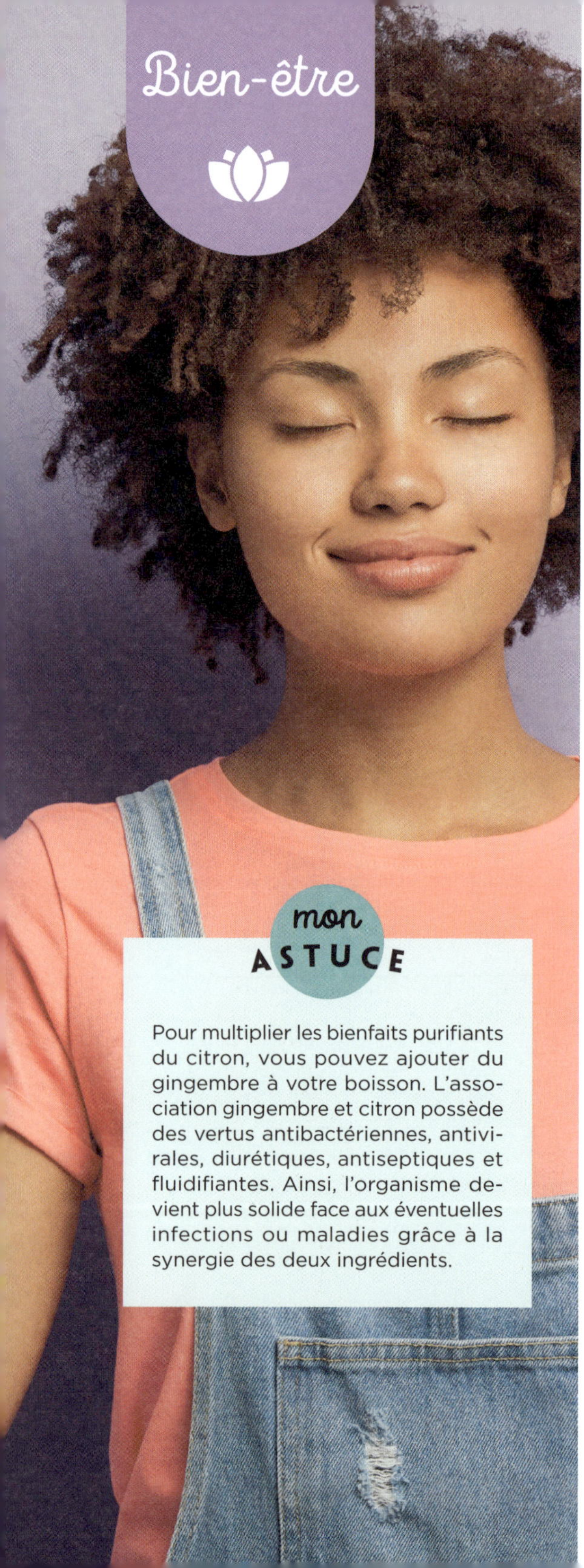

POUR UNE PEAU BELLE ET SAINE

Conserver une peau qui respire la santé n'est pas évident avec notre mode de vie citadin. Le stress, la pollution et les pesticides endommagent les diverses couches de nos épidermes et modifient le pH de la peau ! Et plus votre corps est acide, plus les risques d'inflammation augmentent. Les inflammations déséquilibrent l'organisme et se traduisent par différents maux : tendinites, prise de poids, douleurs articulaires, problèmes digestifs.

mon ASTUCE

Pour multiplier les bienfaits purifiants du citron, vous pouvez ajouter du gingembre à votre boisson. L'association gingembre et citron possède des vertus antibactériennes, antivirales, diurétiques, antiseptiques et fluidifiantes. Ainsi, l'organisme devient plus solide face aux éventuelles infections ou maladies grâce à la synergie des deux ingrédients.

1 geste détox

- **Pressez un demi-citron bio** dans un verre et ajoutez de l'eau tiède pour une meilleure assimilation. Malgré son goût un peu acide, le citron est alcalinisateur et permet de basifier le pH du corps.
- **Buvez cette préparation à jeun** avant votre séance de yoga. Cela est plus efficace et aide, par ailleurs, les transits un peu lents. Ce geste détox permet de bien commencer la journée.
- **Effectuez des cures dès le printemps** ou lorsque vous sentez que votre système immunitaire est en berne.

ZOOM sur

LA RESPIRATION PURIFIANTE

Dans la pratique du yoga, on appelle « kriyas », des techniques de nettoyage (lavements, respirations) destinées à purifier le corps et l'esprit de l'intérieur en se débarrassant des toxines tant physiques que mentales. Tout comme nous prenons soin de notre corps « extérieur »tous les matins dans la salle de bains, les kriyas sont une hygiène quotidienne permettant de nettoyer les organes, de faire circuler l'énergie, libérer l'esprit et le cœur. Une véritable douche intérieure, que les yogis pratiquent depuis très longtemps.

Kapalabhati, ou « la respiration du crâne qui brille », en fait partie. Cet exercice consiste uniquement à expirer et inspirer sans aucune rétention d'air. Il est important de pratiquer « ce nettoyage » à jeun.

• Installez-vous position assise sur une chaise ou en tailleur sur votre tapis. Votre périnée doit rester serré, votre dos droit et vos épaules basses.

• Placez vos mains sur vos genoux. Inspirez longuement par le nez, puis expirez de la même façon avant de démarrer.

• Expirez rapidement par le nez en rentrant le ventre (comme si vous souffliez rapidement des bougies par le nez) toutes les secondes et laissez votre inspiration se faire naturellement en retour. Votre tempo doit être le même tout le long de cette pratique. À chaque expiration, votre ventre doit se creuser comme si vous pompiez l'air...

• Effectuez des séries de 30 répétitions et faites une petite pause en inspirant 1 fois longuement par le nez puis expirez. Et reprenez jusqu'à 4 séries.

Bien-être

POUR UN VISAGE REPOSÉ

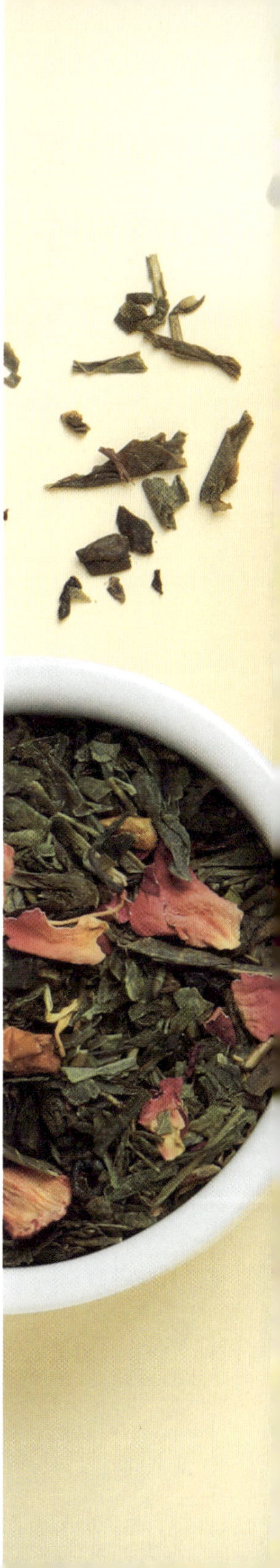

Lorsque mes nuits sont un peu courtes ou que ma semaine est intense, je vois apparaître cernes et poches sous les yeux et mon corps semble « rouillé » à chaque lever. Je me dis alors qu'il est temps de changer tout ça.

1 geste « coup de fouet »

Cette routine fraîche et agréable efface les signes de fatigue afin de récupérer un regard pétillant et reposé. Conservez votre thé utilisé dans la semaine dans des sachets réutilisables et placez-les au réfrigérateur. Deux fois par semaine, sortez-les et appliquez un sachet sur chaque paupière, et ce, pendant 10 minutes. Ce rituel va permettre de réactiver la circulation sanguine de cette zone très fragile et ainsi atténuer cernes et poches.

mon ASTUCE

Privilégiez le thé conditionné en vrac, biologique de préférence. C'est tout d'abord un geste écologique pour limiter les déchets. De plus, cela permet aussi de consommer un produit au goût pur et non pollué par les pesticides contenus dans le tissu des sachets.

ZOOM sur

LE THÉ VERT

Le thé est la deuxième boisson la plus consommée au monde après l'eau. Il existe énormément de variétés mais le thé vert est le plus réputé, notamment pour ses bénéfices sur la santé. Il doit sa couleur au temps d'oxydation (séchage) de ses feuilles après la cueillette. Le thé vert subit un temps de séchage très court ce qui lui permet de conserver l'ensemble de ses vertus par rapport aux autres types de thé.

Propriétés

Il présente des propriétés antioxydantes quatre fois supérieures à la vitamine C (deux tasses représentent l'équivalent de sept verres de jus d'orange). Il permet ainsi de prévenir de nombreuses maladies, lutte contre les effets de la pollution et retarde le vieillissement. Au moment de le préparer, il faut savoir que c'est lors des trois à cinq premières minutes d'infusion que sont libérés plus des deux tiers de ses antioxydants.

Usages

Afin de préserver toute la fraîcheur des feuilles et donc les qualités nutritionnelles et organoleptiques du thé, il est bon de l'acheter en petites quantités et de le conserver à l'abri de la lumière dans un récipient étanche. Attention toutefois, vous ne devez pas faire bouillir l'eau (eau de source ou filtrée) car la température idéale pour l'infusion est de 70 °C. Au-delà, les atouts gustatifs et nutritionnels du thé vert risquent d'être dénaturés.

Bien-être

POUR UN ORGANISME APAISÉ

Un corps sain, solide et équilibré est un organisme qui respire la santé. Au-delà des éléments vitaux, nous devons mettre en place des pratiques qui stabilisent notre être, pour potentialiser notre merveilleux corps.

mon CONSEIL

Il est très facile de mettre en place cette technique. Il faut vous procurer une carafe en cuivre, et chaque soir la remplir d'eau tempérée pour que les bienfaits de la matière soient absorbés pendant la nuit, afin de la consommer tout au long de la journée. L'eau ne doit jamais rester plus de 24 heures dans la carafe. Il faut également veiller à nettoyer la carafe de temps en temps avec du jus de citron et bien la sécher.

1 geste purifiant : l'eau vive

L'eau est l'élément fondateur de la vie terrestre. C'est tout simplement une clé essentielle au bien-être de chacun. Selon l'ayurvéda, il est préférable de boire de l'eau chargée en ions pour la gorger de bienfaits. Ainsi, il est très commun en Inde de conserver son eau dans une carafe en cuivre. Elle va absorber la matière et ses nombreuses propriétés. Le cuivre possède des qualités pour tout le corps humain : c'est un anti-infectieux, il nettoie les reins et le système digestif, il absorbe le fer, il atténue les douleurs articulaires, il régule la tension artérielle et ralentit le processus de vieillissement.

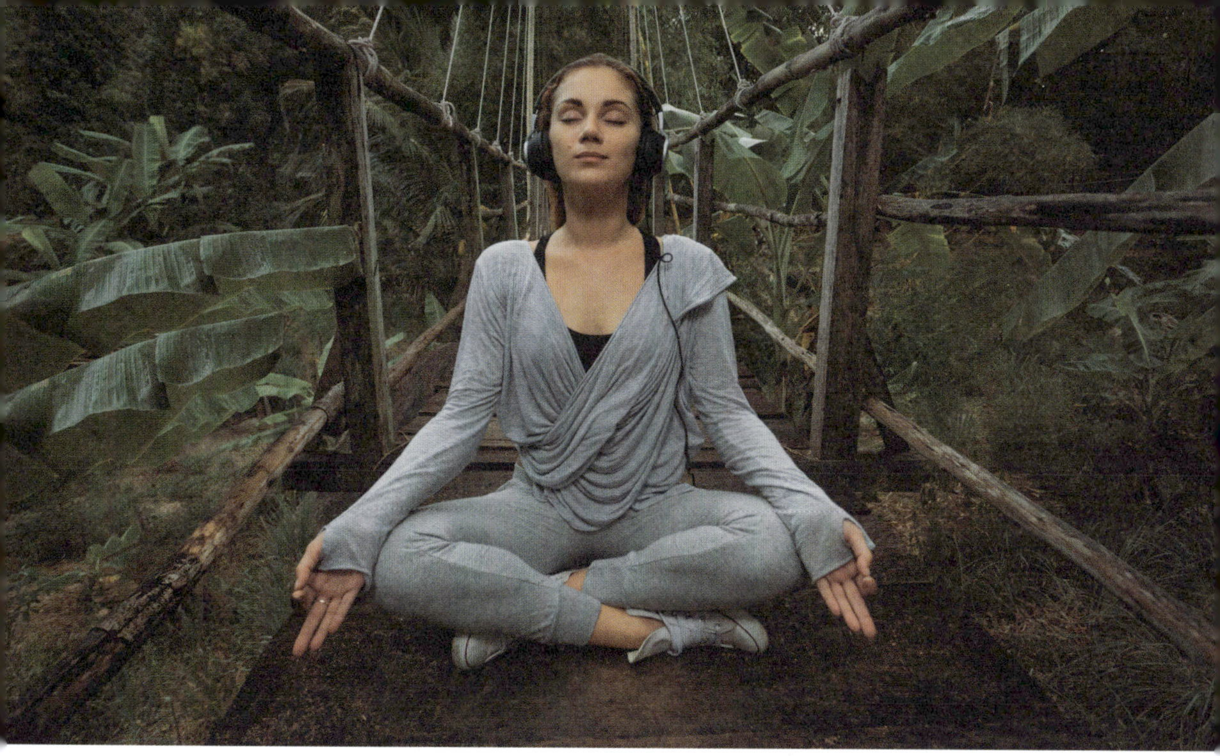

La technique magique du samavritti

La respiration permet d'apaiser tout votre corps. Physiologiquement, que se passe-t-il ? Votre système nerveux se relâche, vos battements cardiaques ralentissent, votre tension artérielle aussi et les hormones du stress s'endorment ! **Une respiration contrôlée**, c'est aussi un **mental serein**, donc une prise de recul sur bien des situations déplaisantes.
Le samavritti est une technique respiratoire qui permet d'améliorer la concentration, mais surtout, qui amène le calme intérieur. Comme son nom l'indique, cette respiration est également appelée « la visualisation du carré ». Elle est idéale avant de commencer votre session de yoga. Vous serez plus facilement concentrée et connectée avec votre « vous intérieur ». Et qui dit **meilleure concentration**, dit **meilleur résultat sur votre ligne**.

- Installez-vous dans la position du tailleur ou assise, le dos bien droit. Fermez les yeux, posez les mains sur vos genoux. Inspirez sur 5 temps en visualisant le premier trait de votre carré. Retenez votre respiration durant 5 temps et visualisez le deuxième trait du carré. Expirez sur 5 temps, toujours par le nez, et visualisez le troisième trait du carré. Enfin, maintenez durant 5 temps une rétention à poumons vides et finalisez votre carré.
- Recommencez ainsi pendant 2 minutes, puis augmentez peu à peu votre temps de concentration.

Postures

MON ENCHAÎNEMENT **POUR SE RÉVEILLER EN DOUCEUR**

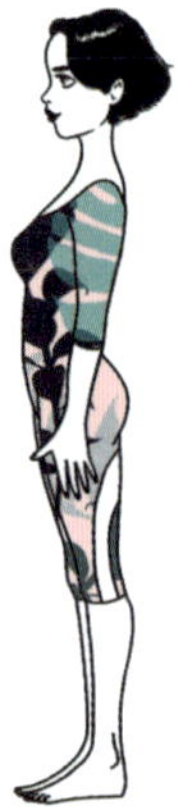

Posture 1

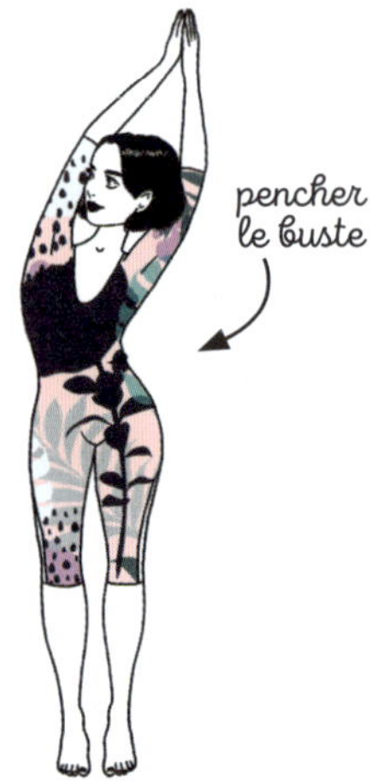

Posture 2

LA MONTAGNE

1 - Debout les pieds écartés de la largeur de votre bassin, les bras le long du corps, les paumes ouvertes face à vous.

2 - Étirez vos bras en direction du sol et étirez votre nuque pour l'allonger, le sommet du crâne en direction du ciel.

3 - Cherchez l'équilibre sur vos pieds, et grandissez-vous au maximum. Ressentez l'énergie monter depuis l'enracinement de vos pieds, qui parcourt votre colonne, vos bras et monte jusqu'au sommet de votre tête.

4 - Conservez cette position le temps de quelques respirations par le nez, et focalisez votre attention sur vos poumons pour les gorger d'oxygène.

LA DEMI-LUNE SIMPLE

1 - Debout les pieds joints, répartissez votre poids de corps sur vos deux pieds. Inspirez et levez les bras au-dessus de votre tête. Garder la tête droite et les paumes jointes.

2 - Lors de l'expiration, inclinez le buste sur la droite, puis repassez par le centre en inspirant puis inclinez le buste sur la gauche.

3 - Alternez les inclinaisons au rythme de votre respiration et allongez la colonne vertébrale comme pour « aérer » vos vertèbres. Effectuez ces répétitions une dizaine de fois. Lorsque vous relâchez les bras, sentez votre circulation sanguine s'intensifier dans le haut du corps.

Cette routine yoga mobilise votre colonne vertébrale dans toutes les directions et favorise ainsi le réveil des organes, de l'équilibre, des muscles et prépare votre mental à démarrer en douceur.

Posture 3

ROTATIONS

1 – Debout, gardez les mains au-dessus de la tête et pivotez le buste de droite à gauche en accélérant un peu votre respiration. Malgré les déséquilibres provoqués, restez tout de même dans votre axe.

2 – Ressentez les dernières tensions libérer vos chevilles, vos genoux et votre bassin. Effectuez ces gestuelles une dizaine de fois.

N.B. : Il est possible d'entendre votre corps durant cet exercice ; cela est normal.

Posture 4

FLEXION/EXTENSION DE LA COLONNE POUR OUVRIR VOTRE CORPS ET LE DYNAMISER

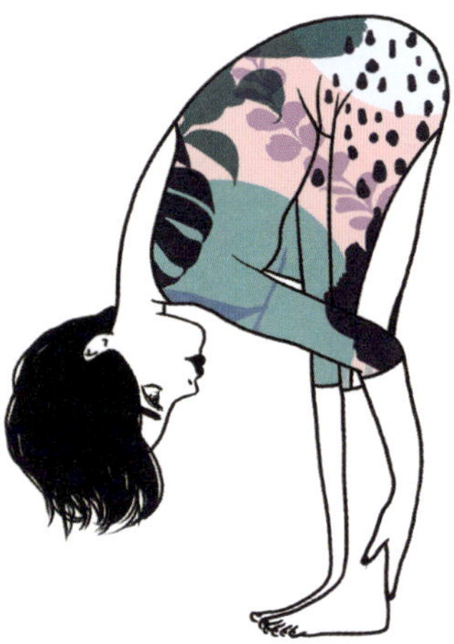

1 – Debout les mains au-dessus de la tête, levez votre menton vers le ciel, les bras bien étirés.

2 – Ouvrez votre bassin en le poussant vers l'avant (tout en conservant le nombril aspiré) et ouvrez votre sternum en direction du ciel.

3 – Inspirez profondément et lors de l'expiration, enroulez la colonne vertébrale vers le bas. Attrapez ainsi les mollets en écartant les coudes.

4 – Expirez et tirez les mollets pour laisser le moins d'espace possible entre les cuisses et le ventre. Gardez les jambes tendues.

Effectuez cet exercice une ou deux fois.

N.B. : Attention, le matin le corps est encore bien raide alors ne forcez pas. Laissez votre respiration donner le tempo et le corps suivra sans problème.

Postures

MON ENCHAÎNEMENT
LA SALUTATION AU SOLEIL

Les textes anciens qui traitent du yoga recommandent d'effectuer sa pratique le matin, avant le lever du soleil. C'est à ce moment de la journée que le corps, le mental et l'énergie sont dans les meilleures dispositions pour trouver l'état de yoga.

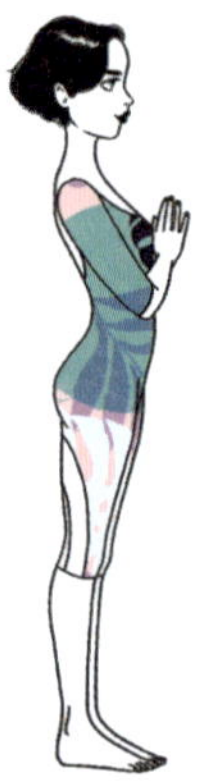

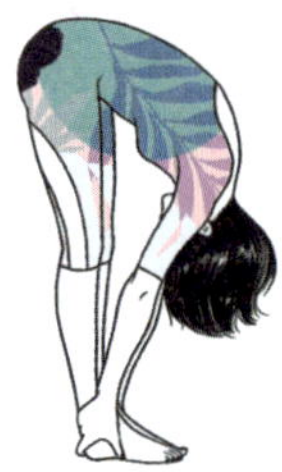

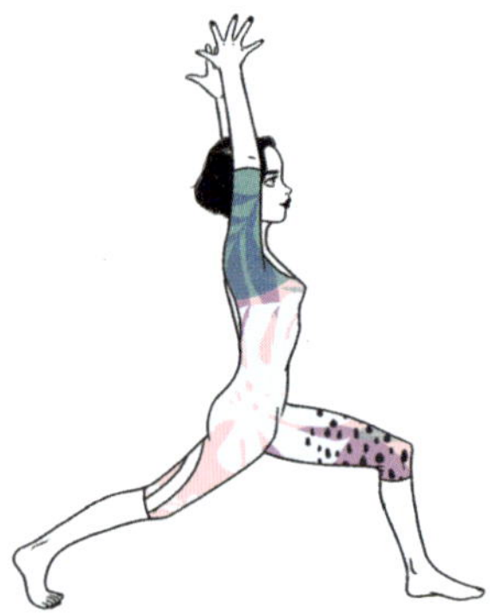

Posture 1

LE PRIEUR

Debout, joignez vos paumes. Inspirez en levant les bras au-dessus de la tête et en ouvrant la poitrine en direction du ciel, le bassin dirigé vers l'avant.

Posture 2

LA PINCE DEBOUT

Expirez et enroulez la colonne vertébrale vers le bas. La tête doit être bien relâchée.

Posture 3

LA GRANDE FENTE

Reculez le pied droit pour effectuer une grande fente, le pied gauche posé au sol, ainsi que les paumes pour sentir l'étirement dans la hanche droite.

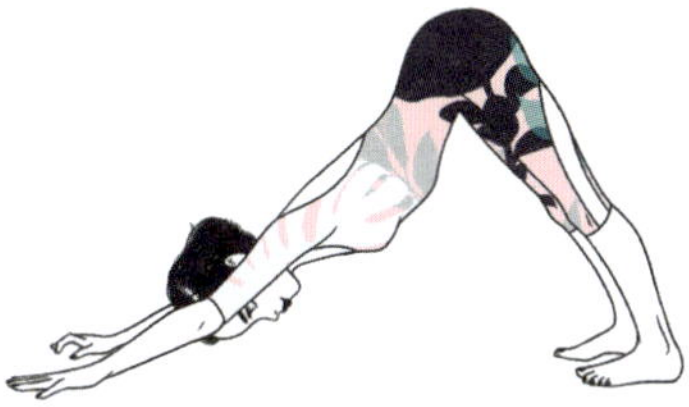

Posture 4

LE CHIEN TÊTE EN BAS

Reculez le pied gauche et terminez en planche en étant passée par la posture du chien tête en bas. Ce n'est pas grave si vous n'arrivez pas à poser les talons au sol.

Posture 5

En inspirant, posez les genoux au sol puis expirez en vous allongeant, poitrine collée au sol (sans appuyer le bassin).

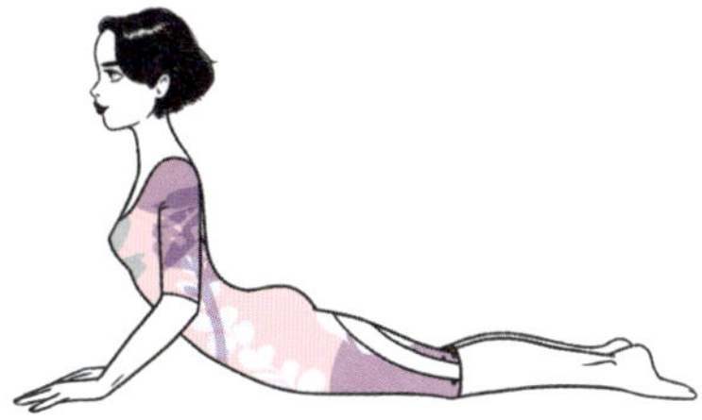

Posture 6

LE COBRA

À l'inspiration suivante, effectuez la posture du cobra, les mains placées à côté des côtes flottantes.

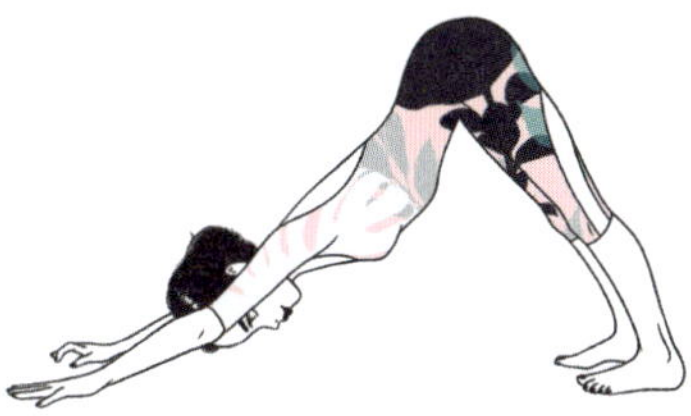

Posture 7

LE CHIEN TÊTE EN BAS

Replacez-vous dans la posture du chien tête en bas et restez ainsi le temps de quelques respirations. Ce n'est pas grave si vous n'arrivez pas à poser les talons au sol.

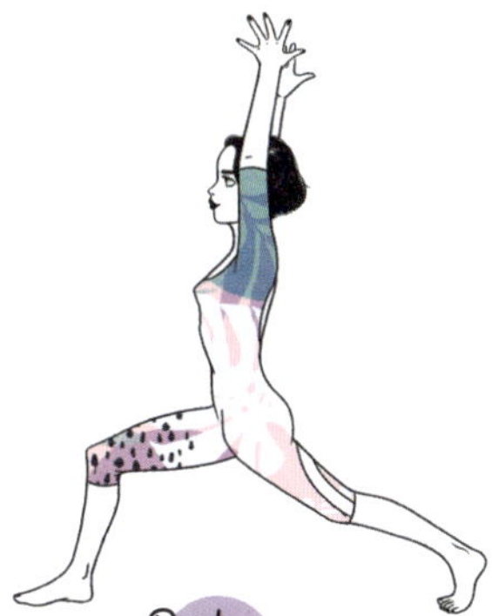

Posture 8

LA GRANDE FENTE

Avancez la jambe droite entre les 2 mains, pour vous placer en grande fente et étirer cette fois la hanche gauche.

Posture 9

Lors de l'expiration suivante, placez vos pieds à l'avant de votre tapis et maintenez votre buste fermé.

Posture 10

En inspirant, étirez vos mains jointes loin devant vous, et placez-vous debout le dos droit.

Posture 11

Levez les bras au-dessus de votre tête, mains jointes. Dessinez un cercle avec vos bras puis terminez les mains jointes en prière comme pour saluer le soleil.

Postures

MON ENCHAÎNEMENT POUR CALMER LE FLOT DE PENSÉES

Cet enchaînement permet de déverrouiller la colonne vertébrale, de renforcer le dos et les bras. Il permet d'amener le calme intérieur et la confiance en soi.

Posture 1

LA POSTURE DE L'ENFANT

1 – Placez-vous à quatre pattes. Inspirez et placez le bassin sur vos talons tout en gardant les bras tendus devant vous.

2 – Expirez et maintenez la position. Inspirez de nouveau sans bouger puis à l'expiration, revenez à 4 pattes avec le dos rond et la tête bien rentrée.

Posture 2

LE COBRA

1 – Inspirez en fléchissant les coudes.

2 – Expirez et allongez-vous à plat ventre, le front contre le sol. Inspirez et revenez à 4 pattes.

Posture 3

LE CHIEN TÊTE EN BAS

1 – Placez-vous au sol à 4 pattes. Inspirez sans bouger.

2 – Poussez dans les mains et les pieds pour monter le coccyx au plafond, et tendre les jambes. Ce n'est pas grave si vous n'arrivez pas à poser les talons au sol.

3 – Maintenez la posture en étirant les chevilles, comme si vous vouliez poser les talons au sol. Les jambes sont tendues, tout comme les bras, la tête dans le prolongement du dos.

Effectuez cette routine 5 fois. Prenez le temps d'effectuer un mouvement sur une inspiration puis un mouvement sur une expiration.

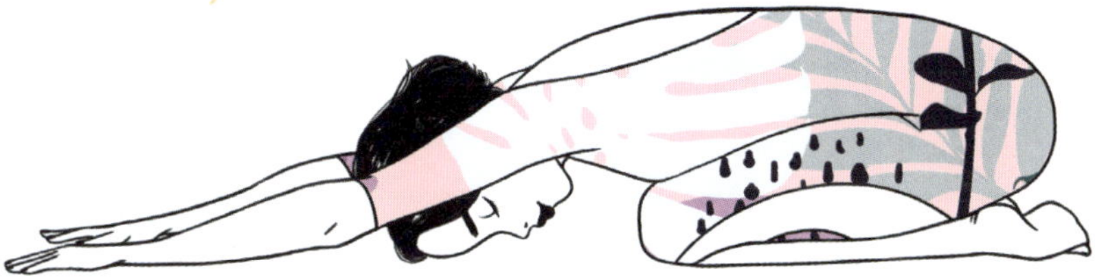

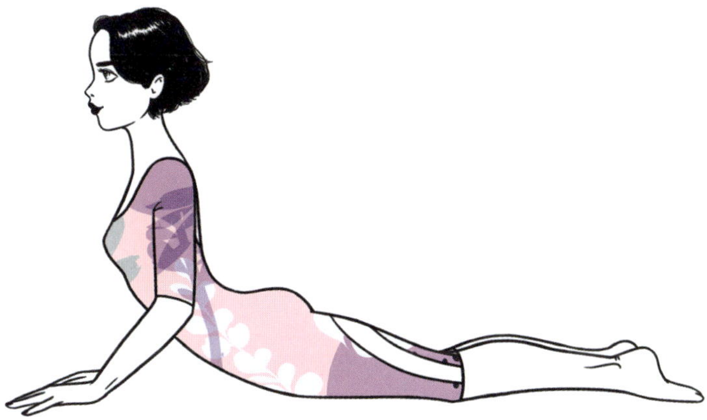

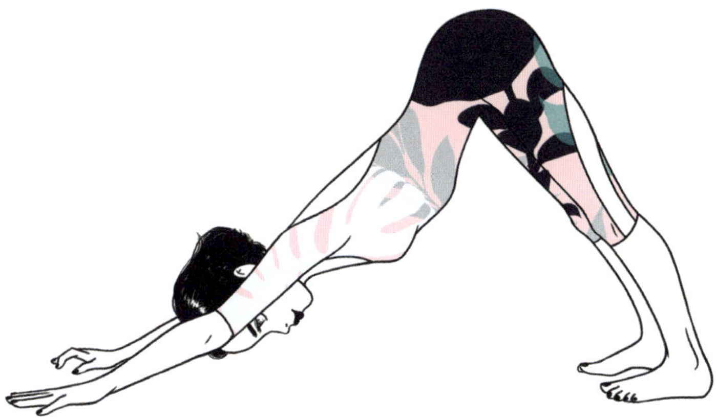

Postures

MON ENCHAÎNEMENT POUR SE DONNER CONFIANCE

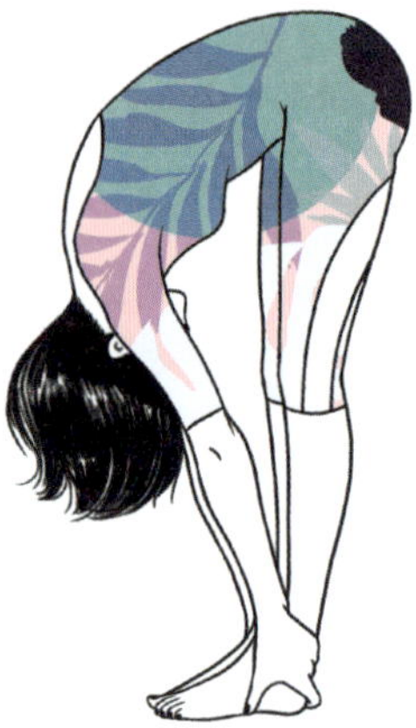

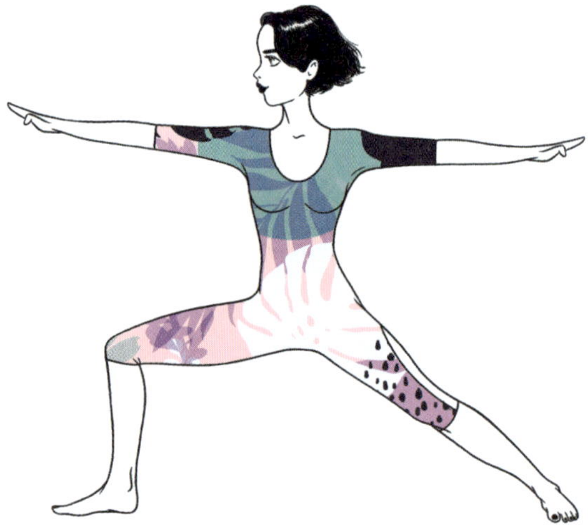

Posture 1

LA PINCE DEBOUT

1 – Démarrez debout, les mains en prière. Respirez profondément et sentez l'énergie depuis vos pieds remonter le long de votre colonne vertébrale. Profitez de cette connexion le temps de 8 respirations.

2 – Inspirez en ouvrant vos côtes et enroulez la colonne vertébrale vers le bas. Attrapez ainsi les mollets en écartant les coudes.

3 – Expirez et tirez sur les mollets pour laisser le moins d'espace possible entre les cuisses et le ventre. Gardez les jambes tendues et maintenez la posture le temps de 3 à 5 respirations.

4– Puis inspirez et remontez tout doucement.

Recommencez 3 fois.

Posture 2

LE GUERRIER II

1 – Reculez ensuite la jambe droite loin derrière. Votre pied droit doit être perpendiculaire au pied gauche. Fléchissez le genou gauche, écartez les bras à l'horizontale en expirant.

2 – Le buste est de profil. Changez de jambe quand vous aurez terminé vos respirations.

Maintenez la posture de 5 à 7 respirations.

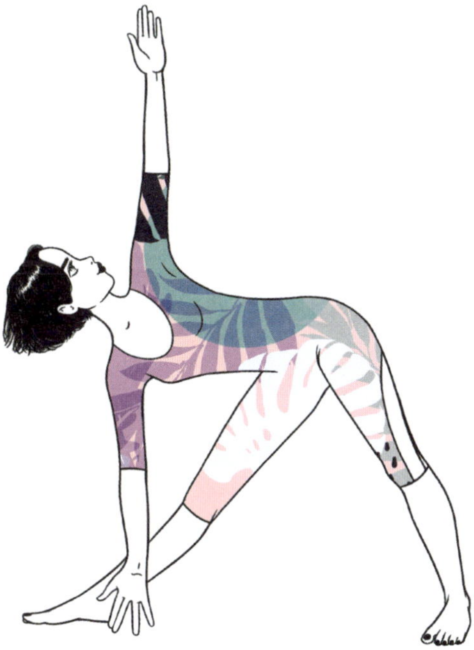

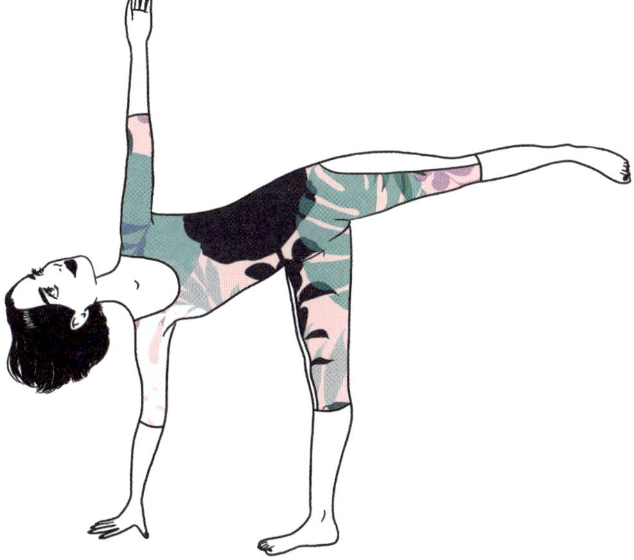

Posture 3

LE TRIANGLE (TRIKONASANA)

1 - Basculez ensuite en posture du triangle. Vous n'avez qu'à tendre la jambe droite loin derrière vous. Votre pied droit doit être perpendiculaire au pied gauche. Les deux jambes sont bien tendues, les bras écartés à l'horizontale pendant l'expiration. Le buste est de profil.

2 - Inspirez en allongeant le bras gauche le plus possible en le gardant à l'horizontale, puis à l'expiration amenez la main gauche sur le tibia gauche. Le bras droit est tendu en direction du ciel.

Maintenez la posture de 3 à 5 respirations.

Posture 4

LA DEMI-LUNE DYNAMIQUE

1 - Depuis le triangle, fléchissez votre genou gauche et venez poser le bout de vos doigts un peu plus loin que le bout de votre pied, et décollez la jambe droite du sol pour la monter le plus haut possible. Tout dépend de votre souplesse !

2 - Avec votre main droite, attrapez votre cheville droite et ramenez votre talon contre la fesse. Respirez et sentez l'ouverture de la hanche et les étirements sur l'avant de la cuisse. Recommencez ensuite toute cette routine depuis le début du côté gauche.

3- Maintenez le temps de 3 à 5 respirations avant de reposer le pied droit à côté du pied gauche. Puis déroulez votre colonne vertébrale pour revenir debout les mains en prières.

Food

UN PETIT DÉJEUNER ROYAL

Il est important, avant de commencer la journée, de prendre le temps de nourrir son organisme, même si on ne ressent pas la faim. Tout d'abord, pour relancer certains organes et les réhydrater après de longues heures de sommeil et aussi pour apporter du « combustible » à notre merveilleux corps qui nous transporte tous les jours. Car notre métabolisme est soumis à la glycémie, qui correspond au taux de sucre dans le sang. Il varie tout au long de la journée et est responsable en partie avec les hormones, de notre humeur. Le petit déjeuner est donc notre premier acte bien-être alimentaire de la journée.

3 règles d'or pour un petit déjeuner de reine

- Prenez l'habitude de boire un grand verre d'eau tempérée (eau de source, filtrée ou cuivrée) en vous réveillant, avant toute autre boisson ou aliment. Ensuite, vous pourrez absorber une boisson chaude afin d'aider (particulièrement en hiver) la température du corps à augmenter en douceur.

- Composez votre repas d'une source de glucides complexes (pain par exemple), d'une source de lipides (matières grasses), d'une source de protéines animale ou végétale et d'une boisson chaude sans sucre ajouté.

- Privilégiez les fruits lors des collations ou 30 minutes avant votre repas pour faciliter la digestion.

mon CONSEIL

Si vous ne ressentez pas la faim, ne commencez pas votre journée le ventre vide. Buvez simplement une infusion ou un smoothie.

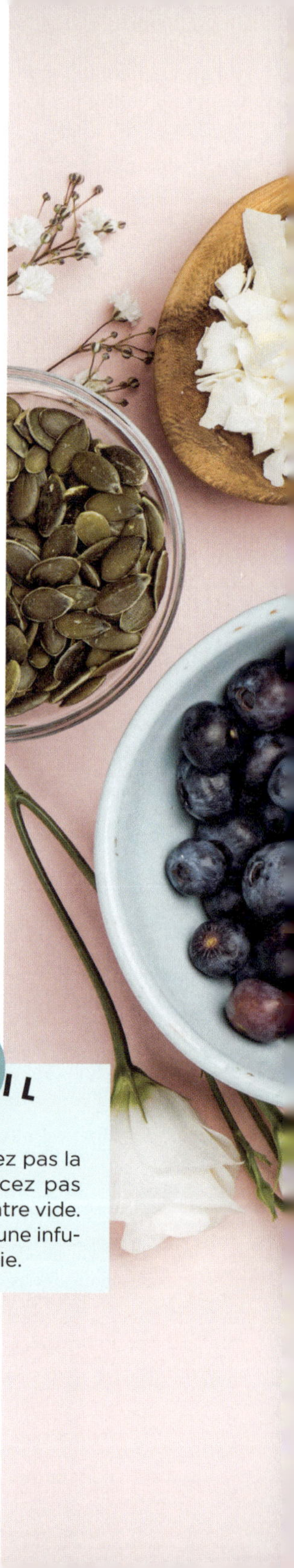

ZOOM sur

LE GHEE (OU BEURRE CLARIFIÉ)

Voici un aliment ayurvédique qui entre dans l'alimentation indienne de base. Véritable « or des Indes », il est très sain, goûteux et offre de nombreux bienfaits. Un classique à avoir dans son frigo !

Quelles sont les vertus du ghee ?

Le ghee est en fait un beurre clarifié dont on a extrait l'eau, le lactose et les protéines. Il ne s'oxyde pas et possède de nombreuses qualités pour la santé. Il est régénérant, nutritif, nettoyant. Il rééquilibre le système digestif, élimine les toxines, soulage les coups de soleil et les brûlures, hydrate la peau, les lèvres et les cheveux.

Vous pouvez le consommer nature dans de l'eau chaude, en ajouter dans vos préparations culinaires (pâtes, riz, etc.). Il est tout à fait possible de l'utiliser dans la composition de soins corporels.

C'est un petit geste cocooning et bien-être à mettre en place durant la saison froide, le matin ou dans la journée quand vous ressentez le besoin de vous chouchouter.

Alors, comment le prépare-t-on ?

C'est très simple, achetez une plaquette de beurre bio. Vous ferez l'équivalent de deux petits pots. Mettez-le à fondre à feu doux pendant un bon quart d'heure. Observez la mousse qui s'en dégage. Ôtez la casserole du feu et avec une cuillère à soupe, retirez la pellicule mousseuse. Ce sont toutes les impuretés et l'eau du beurre. Faites de nouveau chauffer le beurre à feu doux une quinzaine de minutes et ôtez encore une fois ce qu'il reste.

Passez votre beurre à la passoire, versez le ghee dans un pot en verre et attendez que cela refroidisse un peu pour refermer le couvercle. Il n'est pas nécessaire de le conserver au frigo mais vous devez le consommer sous 3 semaines.

Food

Recette

SMOOTHIE MATIN PRESSÉ

Temps de préparation
5 minutes

Ingrédients pour 1 personne

1 orange

½ fenouil

1 citron pressé

3 feuilles d'épinard frais

200 ml de lait d'amande

¼ de chou kale

1 carotte

1 c. à c. de curcuma

Dans un blender, mélangez tous les ingrédients et mixez jusqu'à obtenir une consistance lisse.

Conseil : Lorsque vous n'avez pas le temps de vous préparer un petit déjeuner, optez pour cette recette « coup de fouet ». Elle est facilement transportable dans une gourde pour le bureau ou la salle de sport.

mon ASTUCE

Infusion éclair

Mélangez 1 g d'épice de curcuma pour 150-200ml d'eau très chaude et ajoutez une cuillerée à café de miel pour le réconfort.

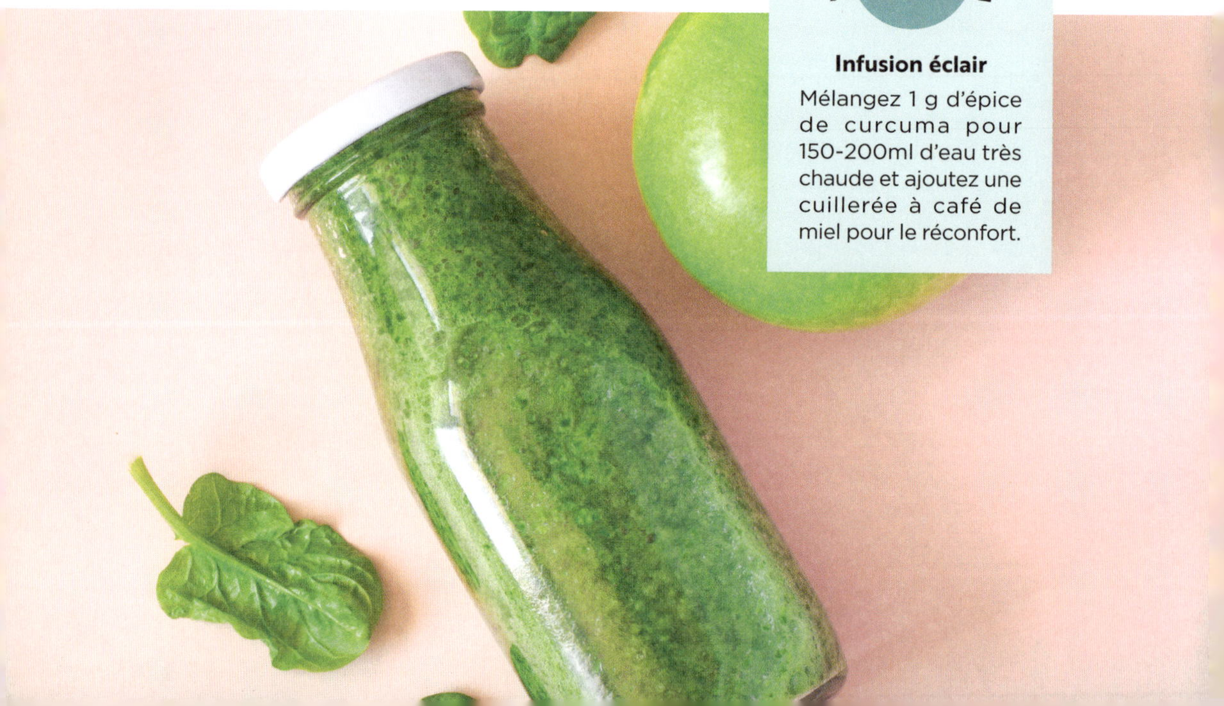

ZOOM sur

LE CURCUMA

Le curcuma est l'épice magique par excellence ! Cette poudre couleur or apporte du soleil dans la cuisine et les plats. Son petit surnom est d'ailleurs le « safran indien ».

Propriétés

Les vertus médicinales du curcuma sont connues depuis plus de deux mille ans avant J.-C. Il est un antiseptique naturel, un anti-inflammatoire, il nettoie le foie et aide à la cicatrisation. C'est aussi un antioxydant très puissant.

Usages

Afin de profiter pleinement de ses vertus et d'augmenter son efficacité, n'hésitez pas à ajouter du poivre pour créer le mélange magique curcumine-pipérine. En effet, la pipérine permet une meilleure assimilation de la curcumine par notre organisme. Donc osez saupoudrer un peu de curcuma et de poivre sur tous vos plats.

La saveur du curcuma est très douce. Vous pouvez l'intégrer dans tous vos plats en fin de cuisson car il rehaussera naturellement le parfum d'un mets sans en altérer le goût.

Cette épice est très facile à se procurer et se conserve très bien. En médecine ayurvédique, le curcuma est réchauffant et rééquilibrant.

Food

Recette

TARTINES CHÈVRE ET AVOCAT

Temps de préparation
5 minutes

Ingrédients pour 1 personne

2 tartines de pain complet

½ avocat

Fromage de chèvre en bûche

Citron

Sésame

Faites griller les tranches de pain complet.
Écrasez l'avocat en purée.
Tartinez la purée d'avocat sur le pain. Ajoutez une tranche de fromage de chèvre frais sur chaque tartine et du jus de citron pressé. Saupoudrez le tout avec des graines de sésame.

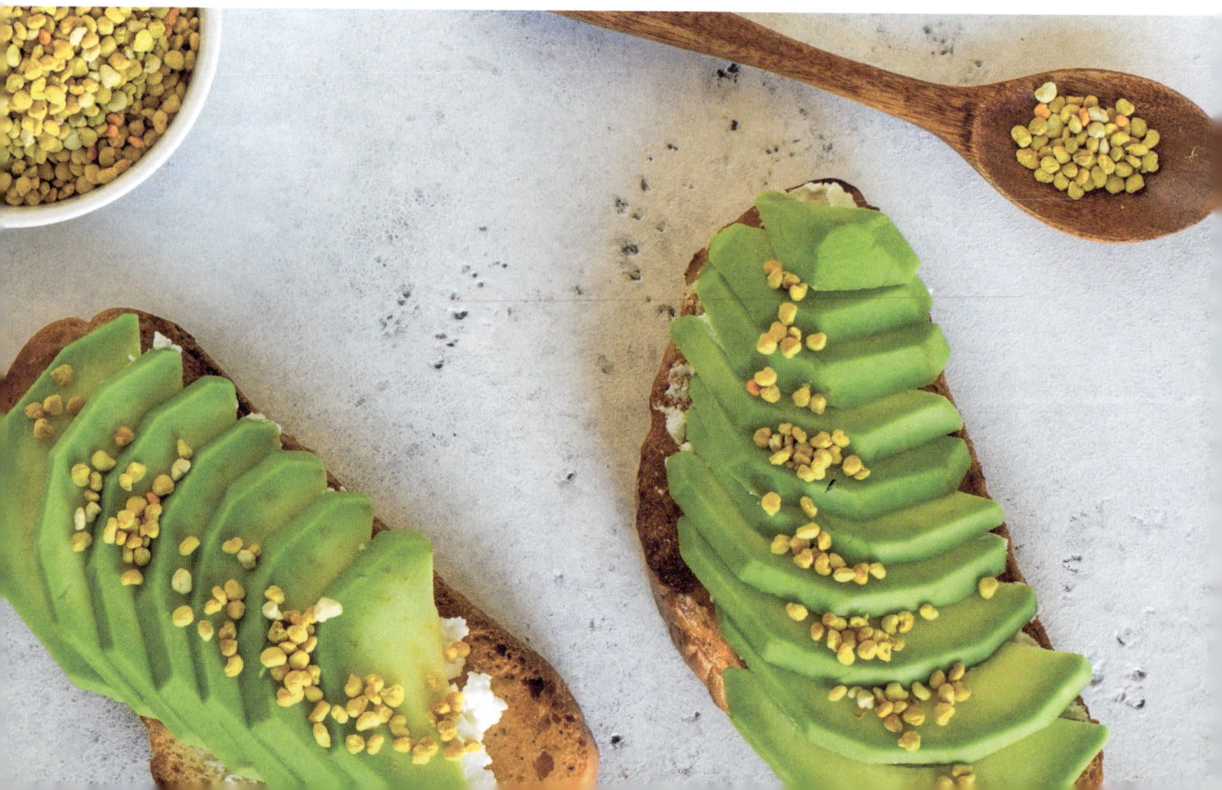

Recette

TARTINES PROTÉINÉES

Temps de préparation
5 minutes

Ingrédients pour 1 personne

2 tranches de pain de seigle

Ghee

Houmous

Concombre

Tomates cerises

Zahatar (mélange d'épices libanais : sésame, thym, sumac et sel)

Sur les tranches de pain de seigle grillées, tartinez un peu de ghee, puis du houmous.
Ajoutez quelques rondelles de concombre et de tomates cerises et saupoudrez le tout de zahatar.

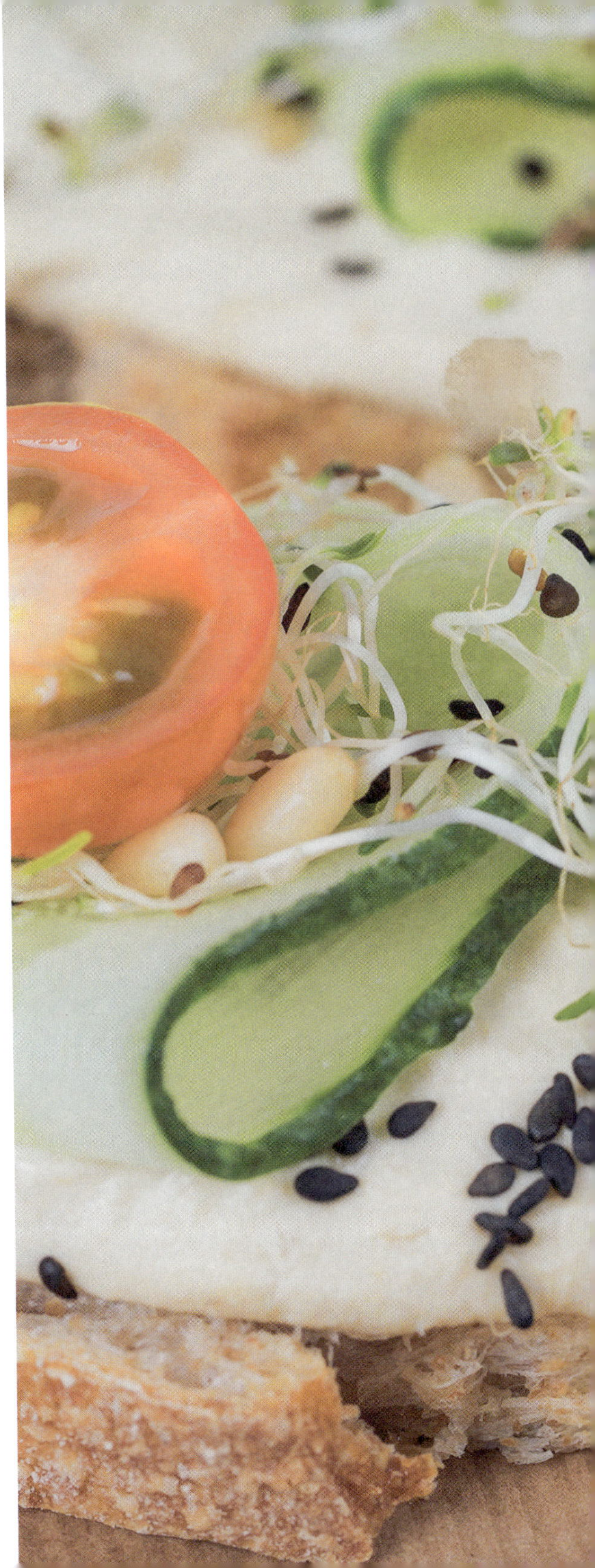

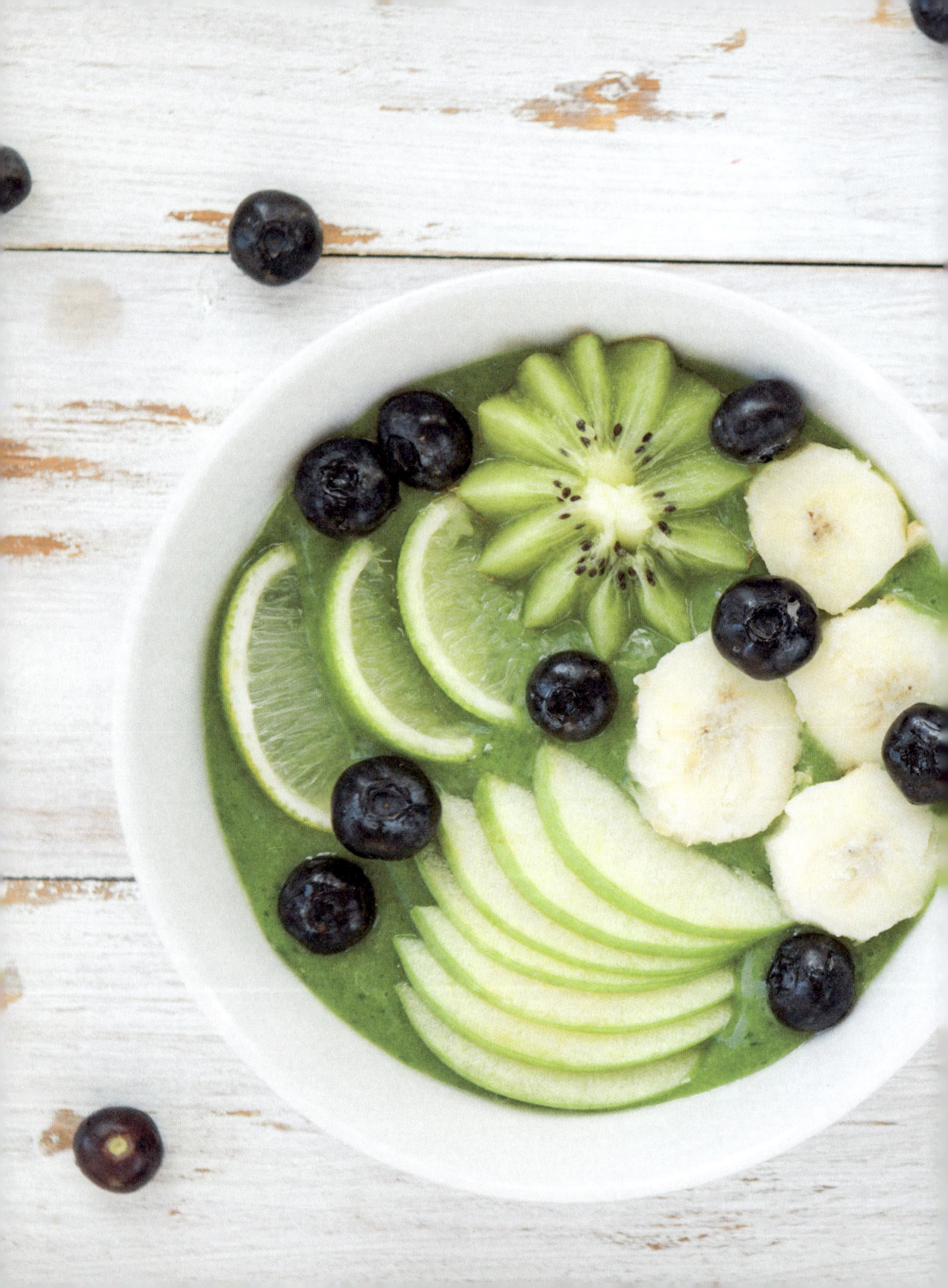

Partie 2
MES PETITES ROUTINES YOGA DU MIDI

La pause déj ! Là encore, interdiction de faire l'impasse. Votre corps en a besoin pour faire le plein d'énergie et continuer la journée. La glycémie est en baisse, c'est souvent le moment où l'on bâille car la concentration est aux abonnés absents. C'est aussi la période où l'humeur bascule, vous êtes plus irritable et moins patiente. C'est la faute à votre taux de sucre. Il est donc temps de faire une pause, de s'aérer l'esprit, voire d'aller prendre l'air frais et bien sûr de prendre le temps de manger sain et équilibré. Idéalement, vous devez choisir vos aliments en fonction du déroulé de votre journée. Si celle-ci est très physique, privilégiez les aliments du type féculents et légumes, vous serez sûre de tenir jusqu'au goûter, voire au dîner. Si au contraire votre journée est plutôt cérébrale, avec rendez-vous et réunions, privilégiez les protéines avec des légumes et peu de sucre pour le dessert. Votre digestion sera légère et vous permettra de ne pas somnoler !

Bien-être

POUR ÉLIMINER LES TENSIONS

Après une matinée de boulot prenante voire stressante, le déjeuner, c'est le moment qui rythme notre journée et qui doit nous faire du bien. Il symbolise un moment de « bascule » vers l'après-midi et doit donc nous permettre d'attaquer la seconde partie en pleine forme.

Mon exercice pour détendre nuque et trapèze

- Devant un miroir, commencez par frotter vos mains l'une contre l'autre pour les réchauffer. Placez-les ensuite sur votre visage et fermez les yeux pour sentir la chaleur se dégager. Avec l'une de vos mains, pincez votre nuque fermement ainsi que le haut des trapèzes plusieurs fois pour réchauffer vos muscles. Changez ensuite de main, faites-le pendant une minute.

- Effectuez ensuite des rotations de la tête de droite à gauche en expirant toujours lors de la rotation. Cherchez à aller le plus à droite possible, puis le plus à gauche. Inclinez la tête de droite à gauche, comme si vous vouliez poser l'oreille sur votre épaule. Prenez votre temps car c'est un étirement fort.

- Enchaînez avec des demi-cercles de la tête. Effectuez une dizaine de demi-cercles.

- À l'inspiration, glissez vos mains derrière la tête en ouvrant bien les coudes puis à l'expiration, resserrez les coudes et enroulez la colonne vertébrale jusqu'à ce que vos coudes soient au niveau du ventre, puis remontez doucement. Levez les mains au-dessus de votre tête, grandissez-vous et relâchez vos bras.

mon CONSEIL

Lorsque vous sentez que votre ventre est gonflé à cause de votre nervosité, ou que votre digestion est lente, terminez vos repas par 2 gouttes d'huile essentielle de menthe poivrée sur un sucre, dans une cuillerée à café d'huile de sésame ou sur un comprimé neutre (disponibles en parapharmacie ou boutiques bio). Au-delà de vous assurer une haleine fraîche, la menthe poivrée facilite la digestion en aidant l'estomac à éliminer plus vite. Elle possède aussi des propriétés anti-inflammatoires et antispasmodiques.

ZOOM sur

LA MENTHE

La menthe est une plante médicinale des plus utilisées. Elle est cultivée dans plusieurs régions du monde et pousse naturellement en Europe, en Asie et en Amérique.

Propriétés

La menthe possède de multiples vertus : elle est excellente contre les nausées, les problèmes digestifs, les gaz et les ballonnements. Elle apporte détente musculaire et respiratoire et c'est un tonique naturel qui aide à lutter contre les maux de tête. La menthe est également un antioxydant et un antispasmodique puissants.

Usages

Elle peut se consommer de différentes manières : en feuilles fraîches ou séchées dans des infusions, dans un bain bien chaud. On peut également l'utiliser sous forme d'huile essentielle en application locale, en diffusion atmosphérique ou dans divers mélanges.
Il est préférable d'éviter de consommer de la menthe le soir car elle possède des vertus tonifiantes.

Bien-être

POUR RETROUVER CALME ET SÉRÉNITÉ

À l'heure du déjeuner, l'énergie se trouve sous le dosha pitta. C'est-à-dire que de 10 h à 14 h nous sommes très actives, l'appétit aiguisé. C'est donc le parfait moment pour faire une pause vers 12 h-13 h. Votre énergie est active et faite pour cela. Pour ma part, je déjeune rarement en extérieur pour me préserver et bien récupérer mais je comprends tout à fait que pour la plupart d'entre vous, cela soit compliqué. Il est donc difficile de se réserver un moment à soi et de bien profiter de cette pause. Je peux donc simplement vous aiguiller avec cette routine à suivre, pour vous préserver.

La règle des « 5M »

Ces cinq astuces permettent d'aborder avec sérénité le nouveau cycle qui vous attend l'après-midi.

- Mangez avec conscience, et dans le silence, si possible. Vous assimilerez mieux les aliments et reposerez votre mental.
- Mâchez avec application. Il est normalement recommandé de mâcher chacune de vos bouchées une vingtaine de fois. Cela réduit considérablement les ballonnements, les problèmes digestifs et la prise de poids.
- Marchez pendant 15 minutes au moins, pour détendre votre système digestif juste après votre déjeuner.
- Massez-vous. Appliquez une crème pour hydrater vos mains et relancer l'énergie, un peu d'huile sur vos trapèzes pour soulager les tensions avant de vous réinstaller devant votre ordinateur.
- Méditez pour vous reconcentrer. Pendant plusieurs minutes, concentrez-vous sur votre respiration, fermez les yeux et ne faites rien.

le SAVIEZ-VOUS ?

L'énergie intellectuelle placée sous le dosha vata commence dès 14h et dure jusqu'à 18h. Le timing parfait pour les réunions, les prises de décisions, etc.

La sieste ayurvédique

Se reposer pendant quelques minutes est vraiment idéal durant la pause déjeuner. Faire une sieste ne signifie pas s'endormir longtemps. Au contraire, cela passe aussi par de la relaxation active, en étant conscient. La sieste ayurvédique permet d'équilibrer l'hémisphère droit et gauche de votre cerveau et relâche toutes les tensions et aide à la digestion. Elle accélère aussi la mémoire et libère la créativité. Ainsi, vous rechargez vos batteries de la plus douce façon qu'il soit. Cette technique s'effectue en position allongée et travaille sur le rythme respiratoire. Elle peut amener au sommeil.

En pratique :

- Allongez-vous et placez-vous sur le côté gauche. Respirez calmement 8 fois.
- Passez ensuite sur le dos en posture Savasana (la posture du mort) : les paumes tournées vers le ciel. Restez ainsi le temps de 16 respirations.
- Tournez-vous ensuite sur le côté droit et restez le temps de 32 respirations.
- Revenez ensuite sur le dos et comptez 64 temps.

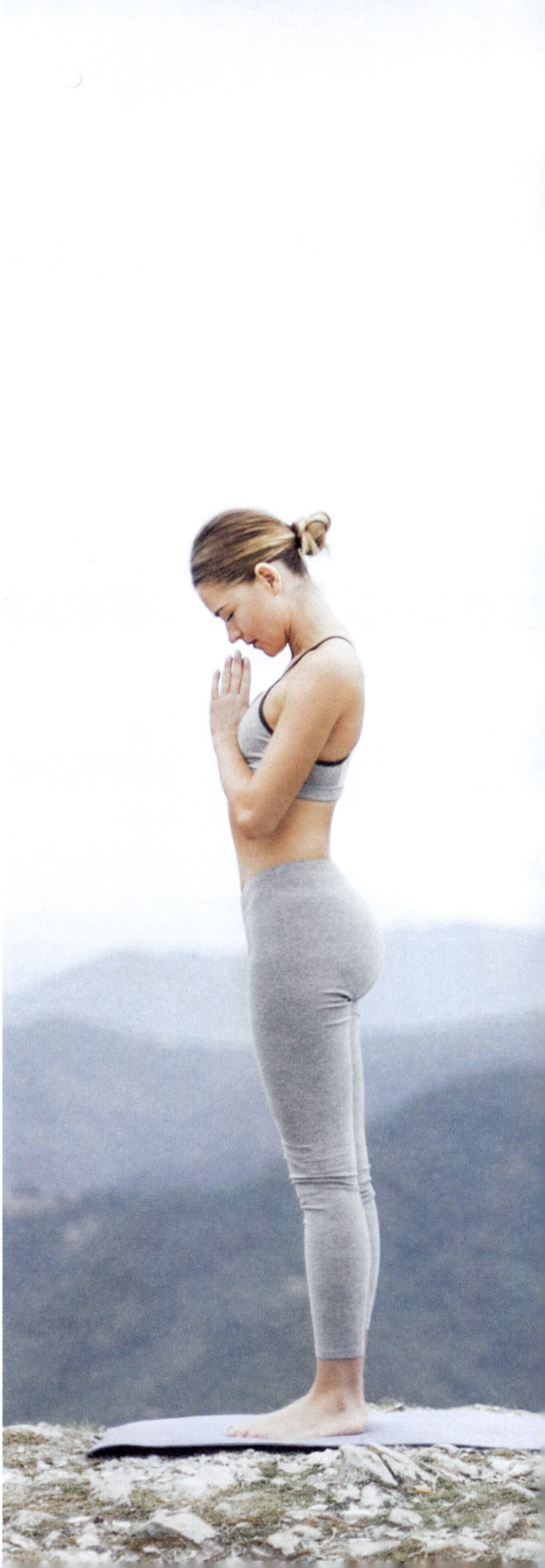

Bien-être

POUR SE RELAXER INTENSÉMENT

Savoir se relaxer au bureau, en quelques minutes et avec des gestes simples, c'est la meilleure façon d'affronter les longues journées sans entamer votre capital bien-être. En effet, il faut être honnête, il nous est impossible d'être au top de nos performances et 100% efficace toute la journée surtout si celle-ci a tendance à s'allonger et que nous restons « enchaînée » à notre bureau. Notre corps, comme notre esprit, a besoin de s'oxygéner, pour retrouver toutes ses capacités.

mon CONSEIL

Cette routine permet de chasser la fatigue, détend les traits du visage et calme votre esprit pour commencer votre après-midi en pleine forme.

Mon geste « détente »

- Assise à votre bureau, posez votre visage dans le creux de vos mains. C'est le noir total. Concentrez-vous sur votre respiration nasale pour abaisser les battements cardiaques et ralentir le flot des pensées. Restez les yeux fermés pour détendre le nerf optique, le temps de 5 respirations.
- Pincez vos sourcils avec pouce et index en partant de l'intérieur vers l'extérieur des sourcils. Recommencez 3 fois. Cela soulage les tensions autour des yeux et réduit la ride du lion.
- Appuyez ensuite la pulpe de vos pouces juste sous le sourcil dans le creux de l'œil. Pressez à chacune de vos expirations. Répétez 3 à 5 fois. Cela peut être douloureux mais cela détend réellement les muscles autour des yeux. Enchaînez avec des cercles sur les tempes dans un sens puis dans l'autre.
- Placez ensuite l'index sur les plis du nez et pressez en descendant sous les joues, puis jusqu'au creux de la mâchoire. À chaque pression, expirez pour relancer la circulation et tonifier le visage.
- Placez un de vos pouces juste au-dessus du menton et pressez durant 10 secondes. Cela tonifie le bas du visage et le décongestionne.
- Terminez en posant votre index sur le chakra du 3e œil, juste entre vos sourcils et respirez calmement.

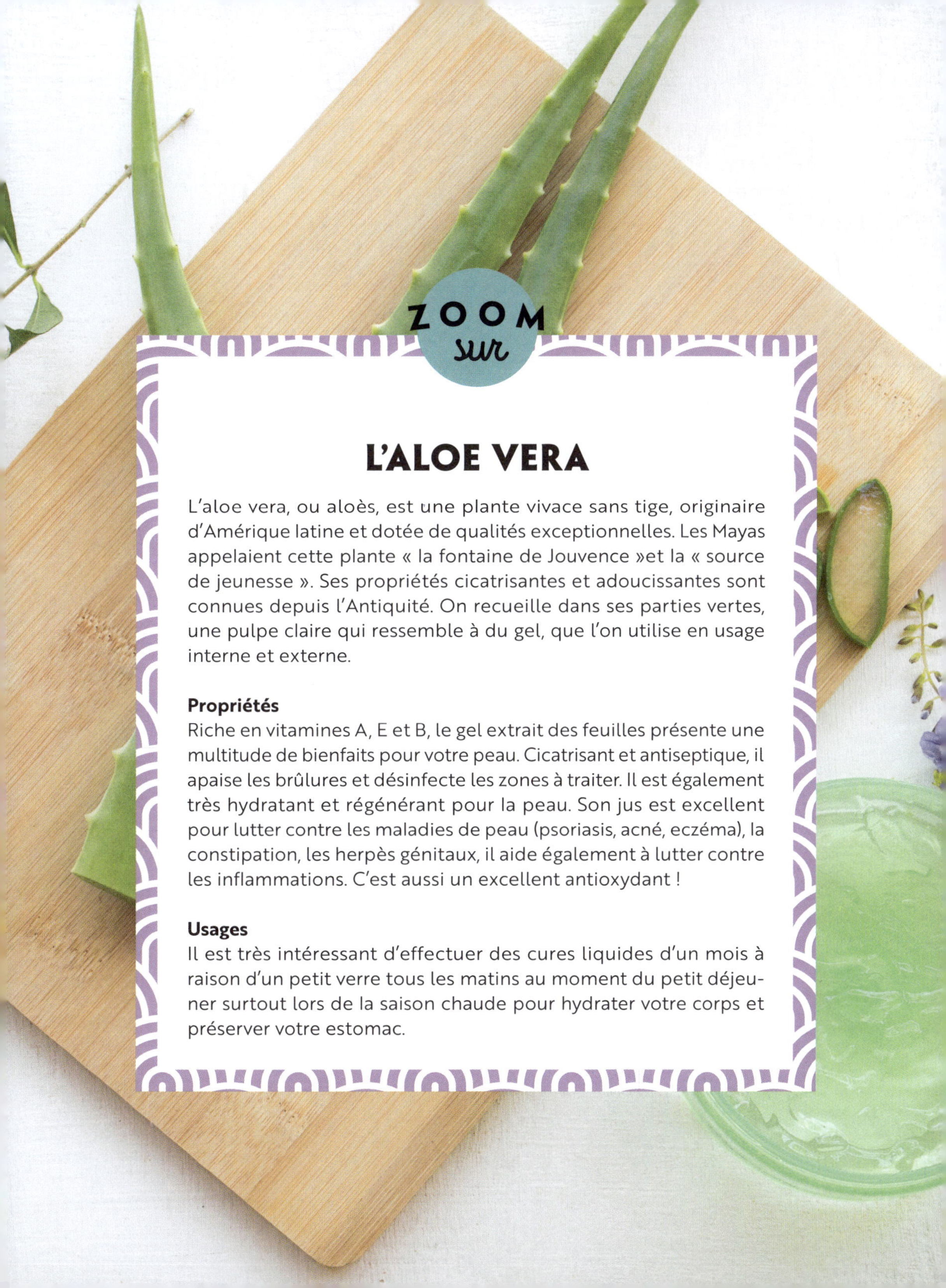

ZOOM sur

L'ALOE VERA

L'aloe vera, ou aloès, est une plante vivace sans tige, originaire d'Amérique latine et dotée de qualités exceptionnelles. Les Mayas appelaient cette plante « la fontaine de Jouvence »et la « source de jeunesse ». Ses propriétés cicatrisantes et adoucissantes sont connues depuis l'Antiquité. On recueille dans ses parties vertes, une pulpe claire qui ressemble à du gel, que l'on utilise en usage interne et externe.

Propriétés

Riche en vitamines A, E et B, le gel extrait des feuilles présente une multitude de bienfaits pour votre peau. Cicatrisant et antiseptique, il apaise les brûlures et désinfecte les zones à traiter. Il est également très hydratant et régénérant pour la peau. Son jus est excellent pour lutter contre les maladies de peau (psoriasis, acné, eczéma), la constipation, les herpès génitaux, il aide également à lutter contre les inflammations. C'est aussi un excellent antioxydant !

Usages

Il est très intéressant d'effectuer des cures liquides d'un mois à raison d'un petit verre tous les matins au moment du petit déjeuner surtout lors de la saison chaude pour hydrater votre corps et préserver votre estomac.

Bien-être

POUR SE RECENTRER

Le bien-être au bureau passe forcément par un moment de calme afin que l'on puisse se recentrer. Plus nous sommes détendues, plus notre esprit est clair et plus nous sommes efficaces ! Donc à nous de ramener calme et bonne humeur dans notre tête.

1 geste « récupération »

Afin de relancer l'énergie, pratiquer la respiration alternée est idéal. Elle s'intitule *nadi shodana* en sanskrit et équilibre les deux hémisphères de votre cerveau.

- Assise à votre bureau le dos droit, fermez les yeux, et posez vos mains sur vos genoux. Prenez le temps de respirer par le nez calmement.
- Placez ensuite votre pouce droit sur votre narine droite pour expirer par la narine gauche.
- Bloquez ensuite avec votre annulaire droit votre narine gauche et inspirez par la narine droite. Expirez aussi par la narine droite.
- Posez votre pouce sur la narine droite et inspirez par la narine gauche, expirez encore par la gauche avant de bloquer cette dernière et reprenez un autre cycle par la narine droite.
- Effectuez 9 cycles en tout. Replacez ensuite les mains sur les genoux et observez votre respiration.

Relaxation guidée

Rotation de la conscience : cette pratique est idéale pour lutter contre la nervosité. Cette séquence de relaxation permet à votre conscience de se détendre, de lâcher toutes les tensions et de vous reconnecter à vous-même.

-1-

Allongez-vous sur votre tapis de yoga. Placez les bras le long du corps, les paumes tournées vers le ciel, les jambes relâchées et écartées davantage que la largeur du bassin.

-2-

Fermez les yeux et respirez calmement, tranquillement. Progressivement, allongez le temps d'inspir et le temps d'expir.

-3-

Passez en revue chaque partie de votre corps en commençant par le pouce de votre main droite, puis chacun de vos doigts, votre main. Remontez sur votre bras droit jusqu'à votre épaule. Prenez ensuite conscience de vos omoplates, puis de votre dos (haut, milieu, bas). Prenez conscience toujours côté droit ; de votre hanche, cuisse, genou, mollet puis pied. Faites une pause.

-4-

Effectuez le même processus pour le côté gauche de votre corps ainsi que la poitrine, les côtes, le ventre, le pelvis. Observez hanche, cuisse, genou, mollet et pied. Faites une pause.

-5-

Remontez votre attention sur votre nuque, puis votre tête, chacune des parties de votre visage.
Prenez ensuite conscience de l'ensemble de votre tête, de la partie haute de votre corps, du bas de votre corps, de l'ensemble de votre corps de la tête aux pieds puis des pieds à la tête. Faites une pause.

-6-

Respirez et relâchez toutes les tensions. Puis doucement, comptez de 10 à 0 et reprenez conscience de votre posture, de votre environnement, revenez à votre rythme sans vous brusquer.

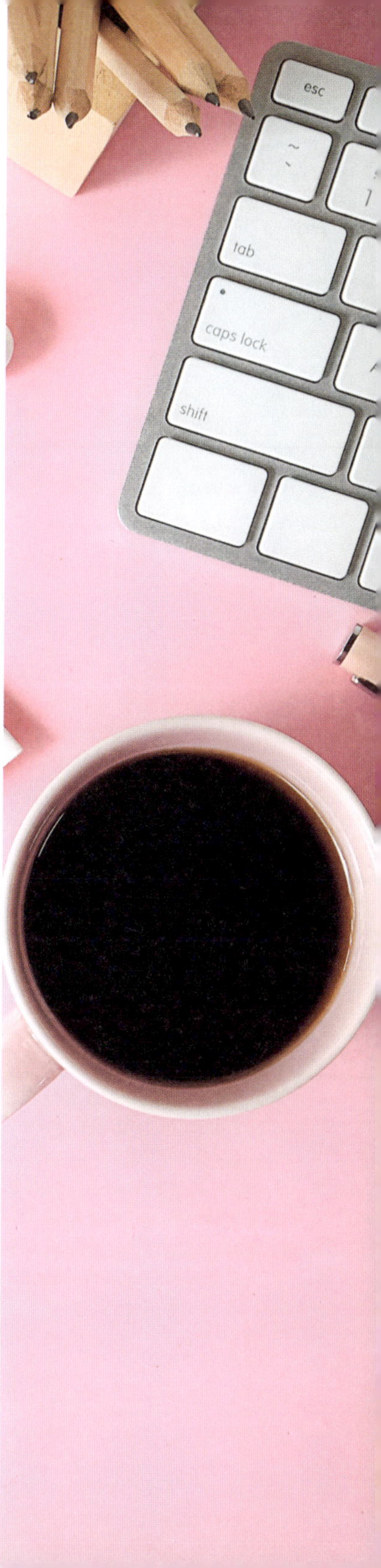

Postures

MON ENCHAÎNEMENT **POUR RETROUVER SA FORCE INTÉRIEURE ET SON ÉNERGIE**

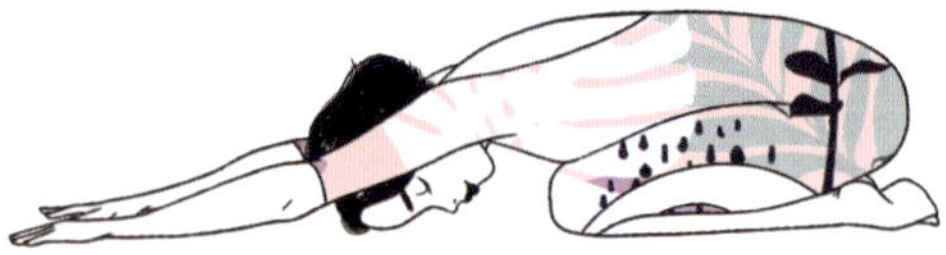

Posture 1

L'ENFANT

Cette posture concentre l'énergie dans le ventre et masse les intestins. Elle calme aussi le mental.

1 - Placez-vous à quatre pattes. Inspirez et placez le bassin sur vos talons tout en gardant les bras tendus devant vous.

2 - Expirez et maintenez la position.

3 - Inspirez de nouveau sans bouger puis à l'expiration, revenez à 4 pattes avec le dos rond et la tête bien rentrée.

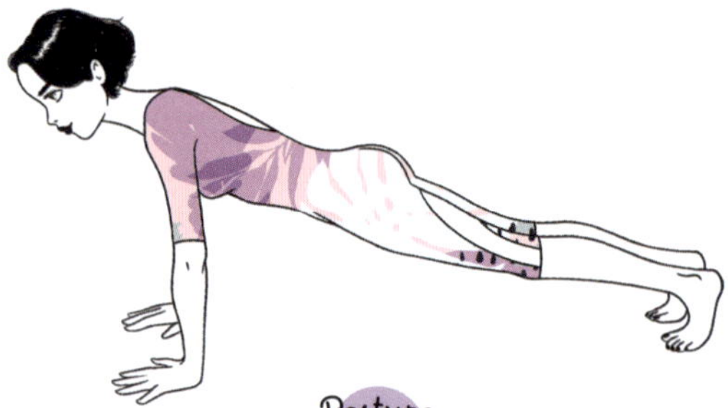

Posture 2

LA PLANCHE (SANTOLANASANA)

Cette posture sculpte le ventre et les bras, renforce le dos. C'est aussi une posture qui développe la force mentale.

1 - Au sol à 4 pattes, le dos droit. Inspirez en montant et en tendant les jambes pour venir en planche.

2 - Expirez en maintenant la posture, le ventre bien rentré, les épaules basses et les bras tendus.

3 - Maintenez la posture le temps de 8 respirations les jours où vous vous sentez bien mais cela peut être moins si vous êtes fatiguée.

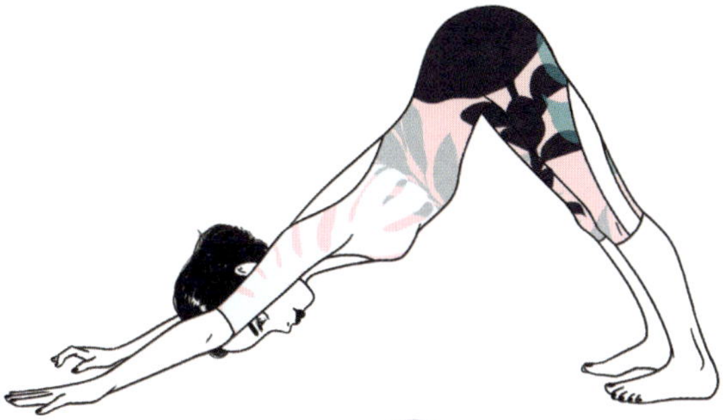

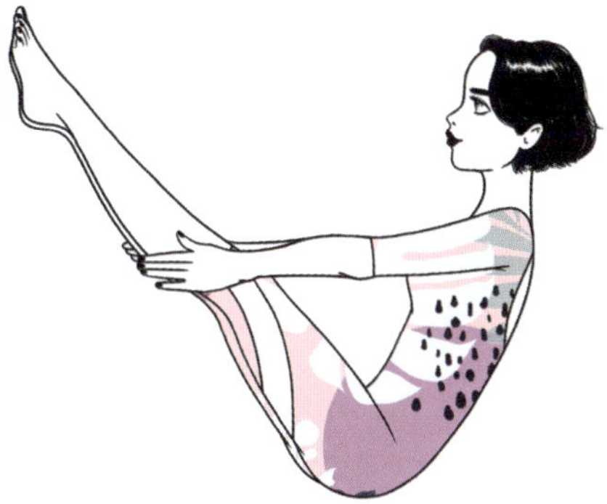

Posture 3

LE CHIEN TÊTE EN BAS

Cette posture étire le dos, relance la circulation sanguine et sculpte les bras et le dos.

C'est aussi une posture qui réoxygène le cerveau et ralentit l'arrivée des rides sur le visage.

1 – Placez-vous au sol à 4 pattes. Inspirez sans bouger. Poussez dans les mains et les pieds pour monter le coccyx au plafond, et tendre les jambes. Ce n'est pas grave si vos talons ne sont pas à plat.

2 – Maintenez la posture en étirant les chevilles, comme si vous vouliez poser les talons au sol (personne n'y arrive, n'allez pas trop loin). Les jambes sont tendues, tout comme les bras, la tête dans le prolongement du dos.

Posture 4

POSTURE DE LA BARQUE

Cette posture sculpte le ventre et renforce le dos. C'est aussi une posture qui développe l'équilibre et la concentration. La barque stabilise le mental et emmagasine l'énergie dans le ventre.

1 – En position assise, inspirez et attrapez vos chevilles.

2 – Expirez et décollez les talons du sol. Montez les tibias. Essayez de lâcher les mains et de maintenir cette posture.

Maintenir la posture le temps de 5 à 8 respirations.

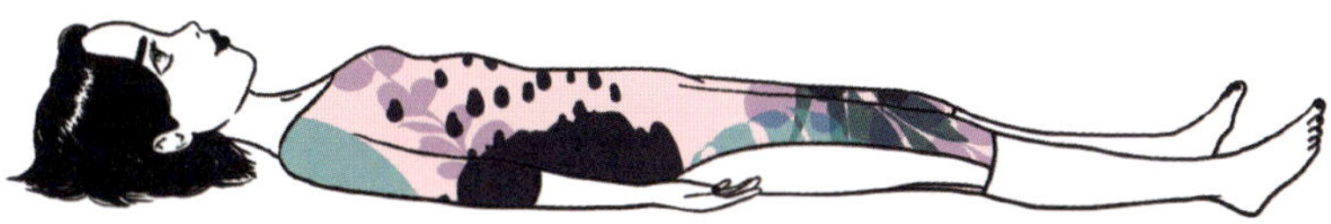

Posture 5

LE MORT (SAVASANA)

1 – Allongée sur le dos, bougez votre tête de droite à gauche, puis reprenez la position initiale et restez immobile.

2 – Prenez conscience de chaque partie de votre corps, observez votre respiration et ressentez l'apaisement qui arrive progressivement.

MON ENCHAÎNEMENT DOUX ET BIENVEILLANT

Voici plusieurs exercices réconfortants pour votre âme. Cela vous permettra de retrouver un ciel sans nuages grâce à des postures qui font circuler l'énergie, et ouvrent le cœur.

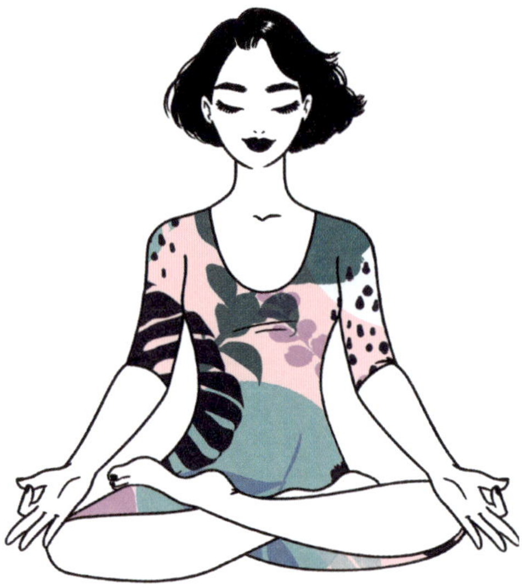

Posture 1

1 - Asseyez-vous en tailleur sur votre tapis et posez le dos de vos mains sur les genoux, index et pouces en contact.

2 - Fermez les yeux et balancez-vous doucement de droite à gauche. Votre respiration est calme et détendue.

Posture 2

1 - Toujours dans la même position, placez vos mains en appui sur vos genoux.

2 - Effectuez des rotations du buste en inspirant lorsque ce dernier est sur l'avant et soufflez lorsque vous arrondissez le dos. Changez de sens. C'est un exercice extraordinaire pour détendre le bas du dos, et relancer la circulation des énergies dans le corps.

Posture
3

1 – Toujours en tailleur, levez les mains jointes en direction du ciel, puis ouvrez les bras pour venir poser vos mains derrière vos fesses. Les doigts sont tournés vers les fesses.

2 – Ouvrez votre cage thoracique, en serrant les omoplates et lors de l'inspiration, décollez les fessiers du sol en appui sur les mains pour ouvrir le bassin et le buste vers l'avant. Vous allez sentir un bel étirement depuis le 1er charkra au niveau du pubis, jusqu'au 7e chakra, au sommet de la tête.

3 – Lors de l'expiration, reposez les fesses au sol et recommencez 3 fois en prenant soin de changer de croisement de jambe pour refaire 3 répétitions de l'autre côté.

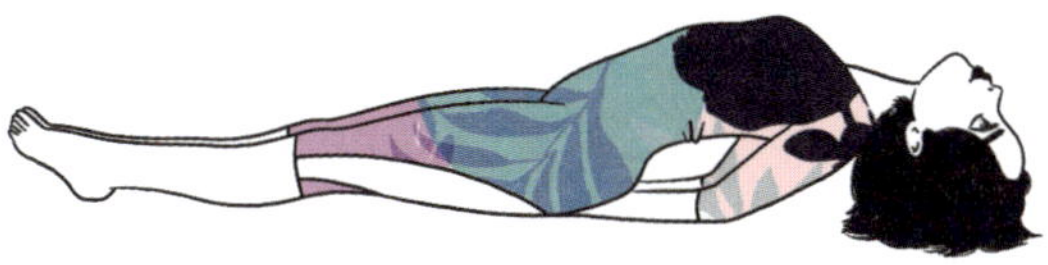

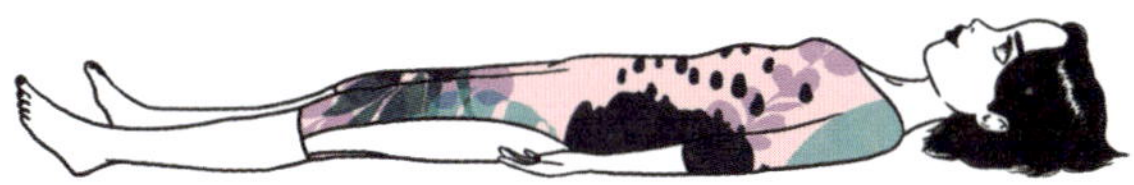

Posture
3

LE POISSON (MATSYASANA)

Cette posture très puissante et relaxante pour la colonne vertébrale et l'ouverture du cœur, le travail sur la confiance en soi, l'amour de soi et des autres.

1 – Assise les jambes tendues devant vous, glissez vos mains sous vos fesses, paumes à plat au sol.

2 – Fléchissez les coudes, et posez-les au sol tout en gardant les omoplates bien serrées pour ouvrir la cage thoracique, puis levez le menton au ciel, pour venir poser le sommet de votre crâne au sol.

3 – Serrez les mâchoires et restez le temps de 5 à 7 respirations.

4 – Pour revenir, ramenez le menton en direction de la poitrine, et poussez sur vos coudes. Revenir en position assise.

Posture
4

LE MORT (SAVASANA)

1 – Allongée sur le dos, bougez la tête de droite à gauche, puis restez allongée sur le dos, sans bouger.

2 – Prenez conscience de chaque partie de votre corps, observez votre respiration et votre apaisement.

Postures

MON ENCHAÎNEMENT **POUR PRENDRE DU RECUL**

Une matinée bien chargée peut faire le même effet. Cet enchaînement permet de dire « stop »et de prendre du recul.

Posture
1

1 – Assise en tailleur, les mains posées sur les genoux. Respirez par le nez calmement. Chacune de vos respirations est un soulagement. Visualisez-vous déposer vos tracas en dehors du tapis, puis au bout de la pièce puis derrière la porte, puis hors de votre bureau.

2 – Ensuite, levez-vous, pieds joints. Placez vos bras en prière au-dessus de la tête et inclinez le buste de droite à gauche pour étirer la colonne.

3 – Puis pivotez de droite à gauche pour échauffer le dos.

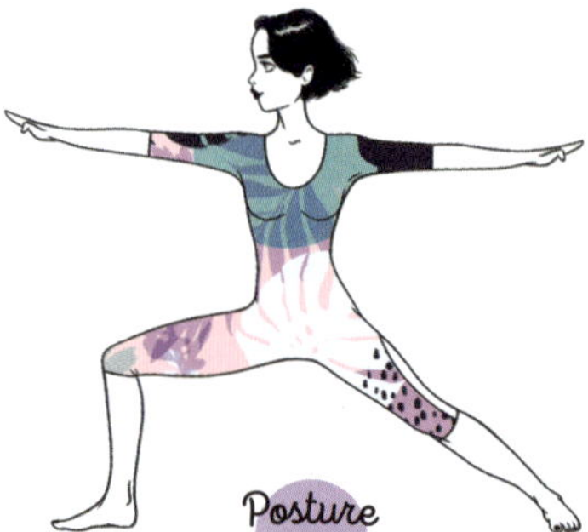

Posture
2

LE GUERRIER II

Reculez votre jambe droite afin que votre pied droit soit perpendiculaire au pied gauche. Fléchissez ensuite la jambe gauche, écartez les bras à l'horizontale en expirant. Votre buste est de profil. Maintenez la posture sur 5 respirations. Vous devez sentir l'énergie se libérer et couler dans tout votre corps. Changez ensuite de côté.

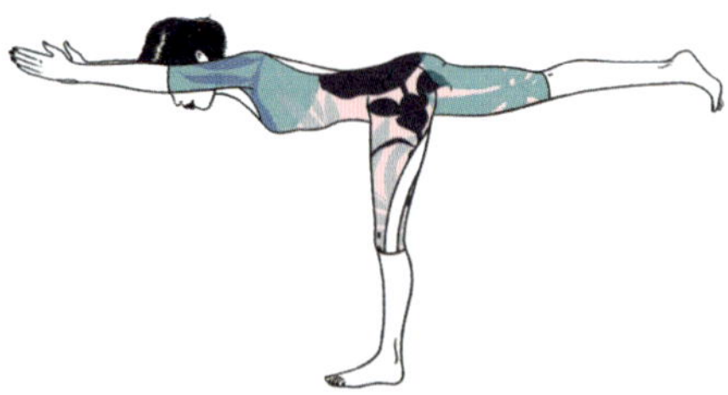

Posture
3

LE GUERRIER III

1 – Joignez vos mains et tendez vos bras pour aligner parfaitement la jambe droite, le buste et les bras à l'horizontale.

2 – Maintenez la posture le temps de 3 à 5 respirations.

C'est un grand travail d'équilibre qui demande du calme et de la concentration.

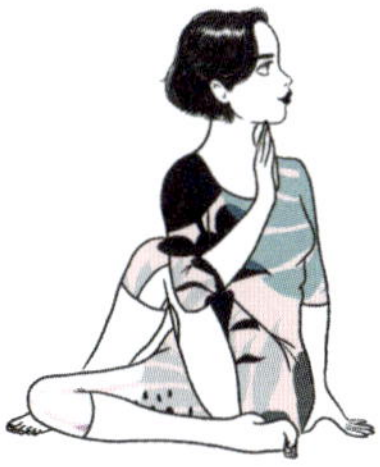

Posture 4

LE SAGE MARICHYASANA

1 - Posez ensuite les mains au sol et placez votre genou droit fléchi derrière votre pied gauche pour ensuite vous asseoir.

2 - Posez le coude droit par-dessus le genou gauche et regardez le plus à gauche possible. Le dos est bien droit.

Restez ainsi le temps de 5 respirations.

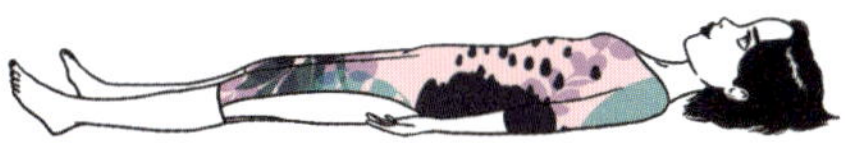

Posture 7

LE MORT (SAVASANA)

1 - Allongez-vous ensuite sur le dos, et restez un instant avant de remonter les 2 genoux vers la poitrine.

2 - Balancez-vous doucement de droite à gauche.

Posture 8

Revenez progressivement en position assise en roulant sur le côté avant de remonter en tailleur.

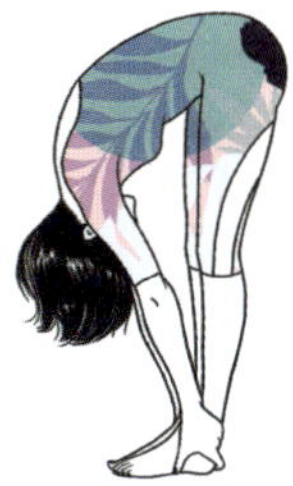

Posture 5

LA PINCE DEBOUT

1 - Décroisez les jambes et, les pieds joints, le buste penché vers l'avant, attrapez vos chevilles en gardant les jambes tendues et relâchez la tête.

2 - Restez le temps de 3 respirations avant de dérouler doucement la colonne vertébrale.

Posture 6

1 - Terminez ensuite la séance assise en tailleur, en relâchant le buste vers l'avant, pour étirer les fessiers et le bas du dos.

2 - Relâchez bien la tête pour étirer la nuque. Restez le temps de 5 à 7 respirations.

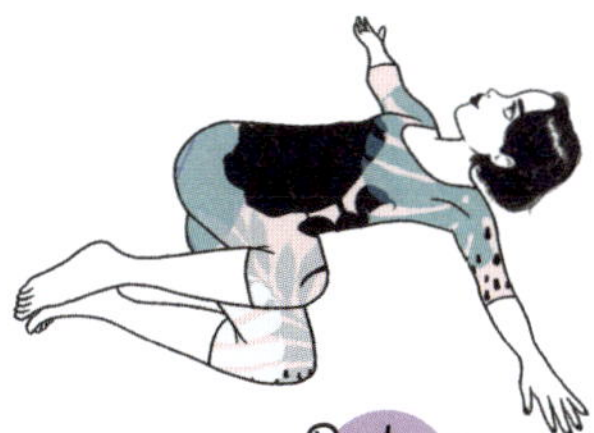

Posture 9

TORSION AU SOL

1 - Posez les genoux au sol côté droit et tournez la tête sur la gauche. Restez le temps de 5 respirations et changez de côté.

2 - Basculez vos jambes sur la gauche et votre tête sur la droite.

Cette posture étire toute la colonne vertébrale et détend le système nerveux.

Food

UN DÉJEUNER DE FÉE

Le ventre est notre deuxième cerveau car les deux zones possèdent autant de terminaisons nerveuses. Imaginez les dégâts que le stress peut provoquer !
Il est alors primordial de prêter attention à son alimentation : on choisit des aliments non raffinés (transformés), puis on supprime ceux qui font « gonfler »et abîme l'estomac car trop acides.

3 règles d'or pour un déjeuner au top

- Mangez seule ou entourée de personnes qui ont de belles énergies ! L'atmosphère des repas est très importante pour cultiver son bien-être.
- Évitez de boire pendant votre repas pour ne pas « éteindre »le feu digestif et dilater le ventre. Votre digestion n'en sera que meilleure.
- Prenez un petit temps dans le calme sans parler, allez marcher, juste après le repas. Cela permet de laisser votre mental apaisé.

le SAVIEZ-VOUS ?

Durant le déjeuner, c'est le moment de vous faire plaisir, car la capacité digestive est plus importante. Cela ne veut pas dire non plus que l'on peut manger doublement ! La digestion sera alors plus difficile et gare à la baisse d'énergie, car cette étape demande énormément d'efforts à votre organisme.

Durant la pause prandiale, on opte donc pour des recettes saines et rassasiantes pour balayer le cortisol (hormone du stress) et apporter vitamines et nutriments.

Recette

CURRY DE LENTILLES

…ration

…rsonne

…es

…ttes

… oignon

2 échalotes

1 c. à s. de curry

1 c. à s. d'huile d'olive

Sel, poivre

Épluchez et ciselez finement les échalotes et l'oignon. Lavez soigneusement les légumes. Pelez les tomates et coupez-les en petits morceaux. Épluchez et coupez les carottes en fins bâtonnets.

Dans une cocotte à fond épais, faites revenir les échalotes et l'oignon 3 minutes dans un peu d'huile d'olive, puis ajoutez les légumes, le curry, salez et poivrez.

Laissez cuire quelques minutes et incorporez les lentilles, rincées au préalable.

Mouillez avec un demi-litre d'eau.

Portez à ébullition et laissez mijoter 35 minutes.

Vous allez adorer, car c'est un plat revitalisant et reminéralisant. Les lentilles sont des légumes secs aux multiples vertus. Elles sont notamment riches en fibres et en minéraux. C'est une recette idéale pour se caler et faire le plein d'énergie pour le reste de votre journée !

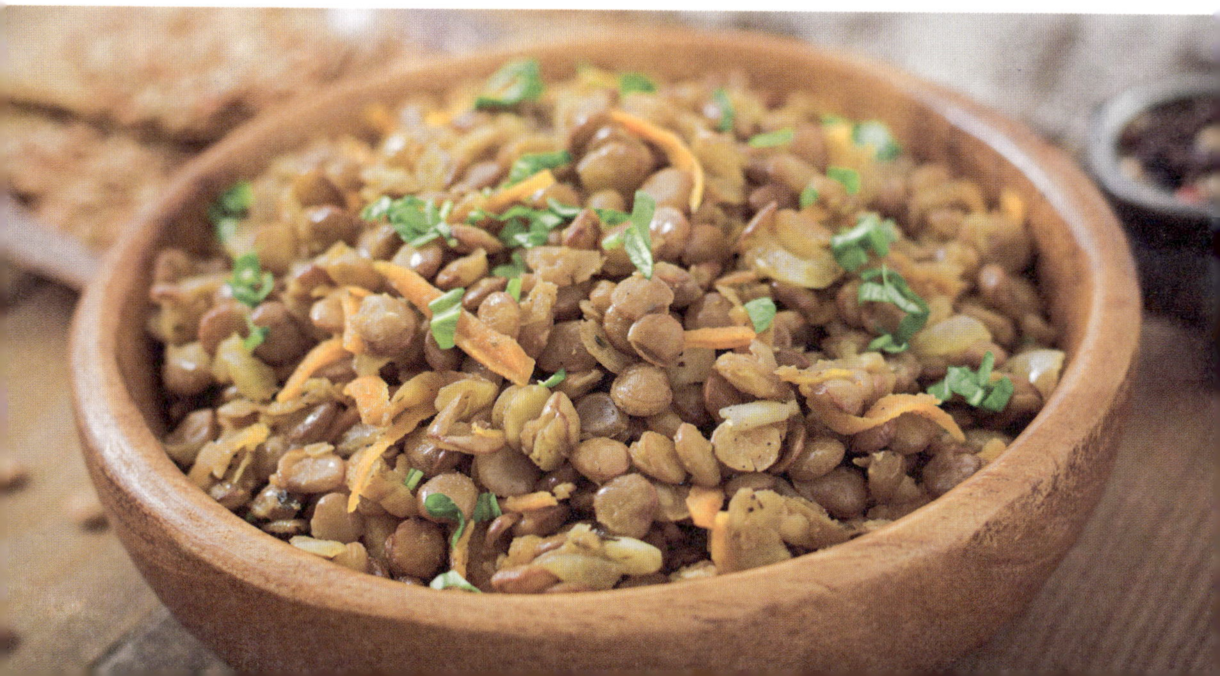

Food

Recette

SALADE DE QUINOA PARFAITE

Temps de préparation
15 minutes

Temps de cuisson
15 minutes

Ingrédients pour 6 personnes

300 g de quinoa

100 g de pousses de soja

2 concombres

300 g de feta

2 oignons rouges

4 brins de menthe fraîche

2 c. à s. de jus de citron

4 c. à s d'huile d'olive

12 olives noires

Sel, poivre

Dans une casserole, portez l'eau à ébullition et plongez-y les pousses de soja pendant 30 secondes. Égouttez-les et réservez.

Rincez le quinoa dans plusieurs eaux, puis faites-le cuire dans un faitout d'eau bouillante salée, environ 15 minutes, selon les indications du paquet. Égouttez-le et mettez-le dans un saladier avec les pousses de soja. Arrosez aussitôt de jus de citron et d'huile d'olive, mélangez.

Lavez et essuyez les concombres. Détaillez-les en fines rondelles. Coupez la feta en dés. Pelez et émincez très finement les oignons. Lavez et séchez la menthe. Ciselez les plus grandes feuilles et mettez de côté les plus petites, entières.

Dans le saladier, ajoutez les rondelles de concombre, les dés de feta, les oignons, les olives et la menthe ciselée. Salez, poivrez et mélangez.

Placez au réfrigérateur jusqu'au moment de servir. Décorez de petites feuilles de menthe entières.

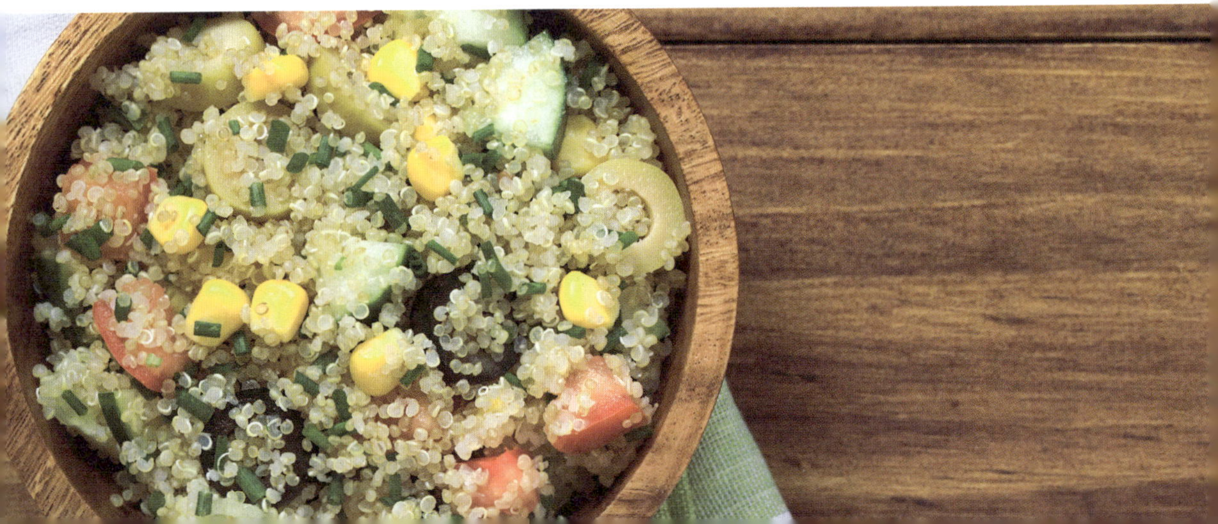

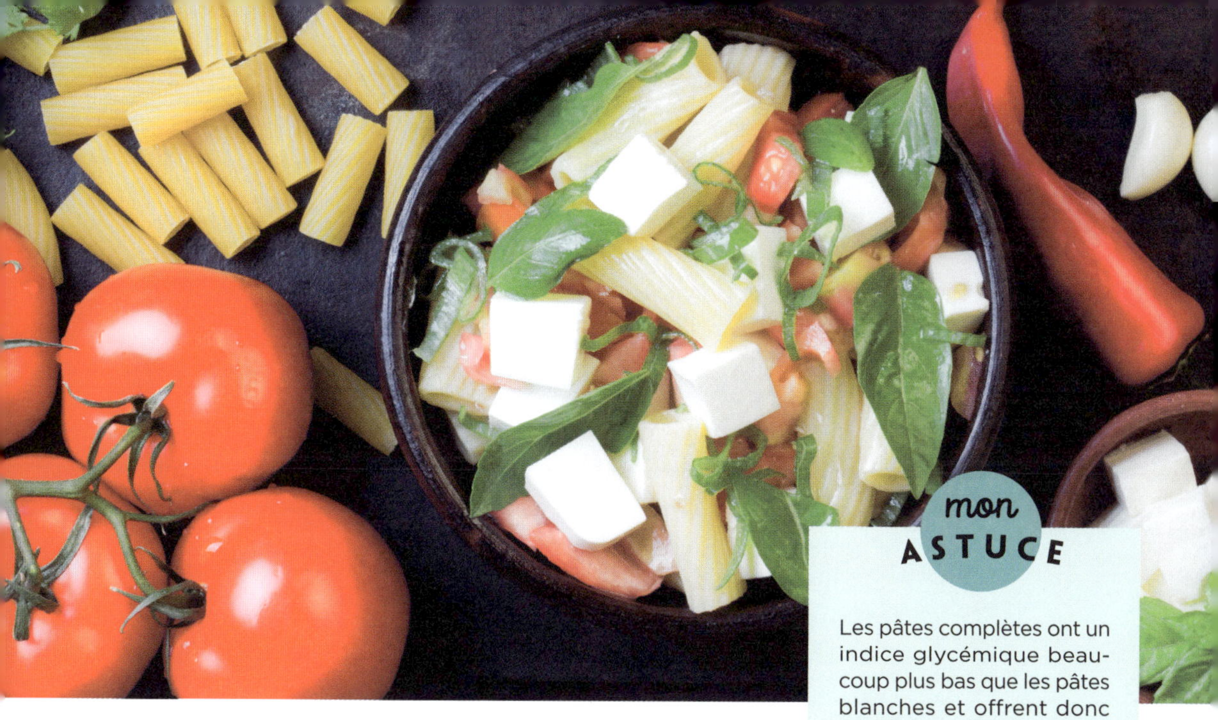

mon ASTUCE

Les pâtes complètes ont un indice glycémique beaucoup plus bas que les pâtes blanches et offrent donc un apport nutritionnel plus intéressant.

Recette

PENNE ALL'ARRABIATA

Temps de préparation
30 minutes

Temps de cuisson
15 minutes

Ingrédients pour 6 personnes

500 g de tomates bien mûres

2 oignons

2-3 gousses d'ail

125 g de dés de tofu fumé

1 piment rouge frais

400 g de penne au blé complet

2 c. à s. d'huile d'olive

Sel et poivre du moulin

Ôtez les pédoncules des tomates. À l'aide d'un couteau pointu, incisez en croix. Plongez-les 10 secondes dans une casserole d'eau bouillante.
Égouttez et pelez-les puis coupez en quatre avant de les hacher au couteau.
Hachez les oignons et l'ail. Fendez le piment en 2, épépinez-le et ôtez le pédoncule avant de le hacher.
Faites chauffer 2 c. à s. d'huile d'olive. Jetez-y l'ail, les oignons et le tofu. Laissez dorer. Ajoutez le piment puis les tomates. Salez, poivrez. Laissez cuire environ 15 minutes à découvert.
Faites cuire les pâtes pendant le temps indiqué sur le paquet. Égouttez-les avant de les mettre dans la sauce. Saupoudrez le plat de parmesan.

Food

Recette

SMOOTHIE ÉNERGISANT

Ingrédients pour 1 personne
1 banane

2 carrés de chocolat noir

200 ml de lait d'amande ou d'épeautre chaud ou froid

1 petit morceau de gingembre

4 feuilles de menthe

Placez tous les ingrédients dans un blender et mixez !

Astuce : Cette recette peut se préparer le matin afin de l'emporter partout dans une gourde isotherme.

à SAVOIR

« LA PAUSE GOÛTER »

Une petite pause après 16 h est idéale si l'on souhaite éviter d'arriver chez soi affamée, se jeter sans discernement sur tout ce qui nous tombe sous la main, ou encore, dîner trop copieusement. Car c'est le moment où notre glycémie est en baisse. La sensation de faim vient souvent frapper à notre porte à ce moment-là. Très souvent, nous pensons que c'est l'appel du grignotage... Alors on tente de résister mais on finit par craquer sur toutes les sources de sucre à notre portée. Et une fois le crime effectué, on culpabilise ! Mais en fait, il est important de prendre une collation pour retrouver un peu d'énergie et terminer la journée efficacement. C'est physiologique, notre corps en a besoin. Si vous ne prévoyez pas d'activité physique en fin de journée, alors une collation sera suffisante, comme un thé accompagné de quelques amandes (pas plus de 20) et d'un fruit de saison à croquer. Dans le cas où vous allez faire une séance de sport, il est préférable de prendre un snack sous forme de smoothie, à consommer chaud ou froid.

Recette

POIRE VAPEUR DE TISANE

Temps de préparation
15 minutes

Ingrédients pour 4 personnes

4 poires

50 g de sucre environ ou sirop de coco ou sirop d'agave

1 litre d'eau

20 feuilles de menthe séchée

Une poignée de feuilles de tilleul

Portez à ébullition l'eau avec les herbes. Laissez infuser 30 minutes, filtrez et versez dans le fond d'un autocuiseur.
Pelez les poires, déposez-les dans le panier et placez-le au-dessus du liquide. Faites cuire 4 minutes sous pression.
Retirez les poires, laissez réduire le liquide de cuisson de moitié et ajoutez le sucre. Versez ce jus parfumé sur les poires et réservez au frais.
Servez bien frais.

mon ASTUCE

- Vous pouvez ajouter des pruneaux avec les poires, des abricots secs ou des raisins de Corinthe qui gonfleront tout en parfumant.
- Si le jus de cuisson vous semble trop sucré après réduction, ajoutez un filet de citron jaune.

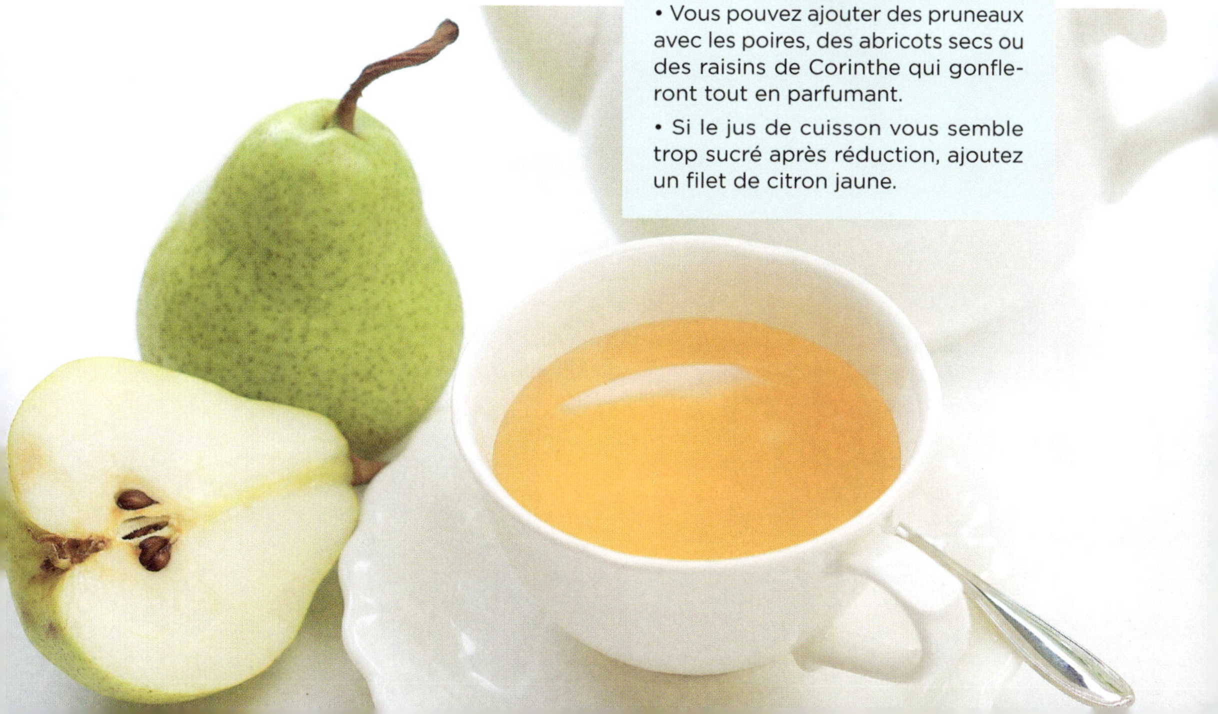

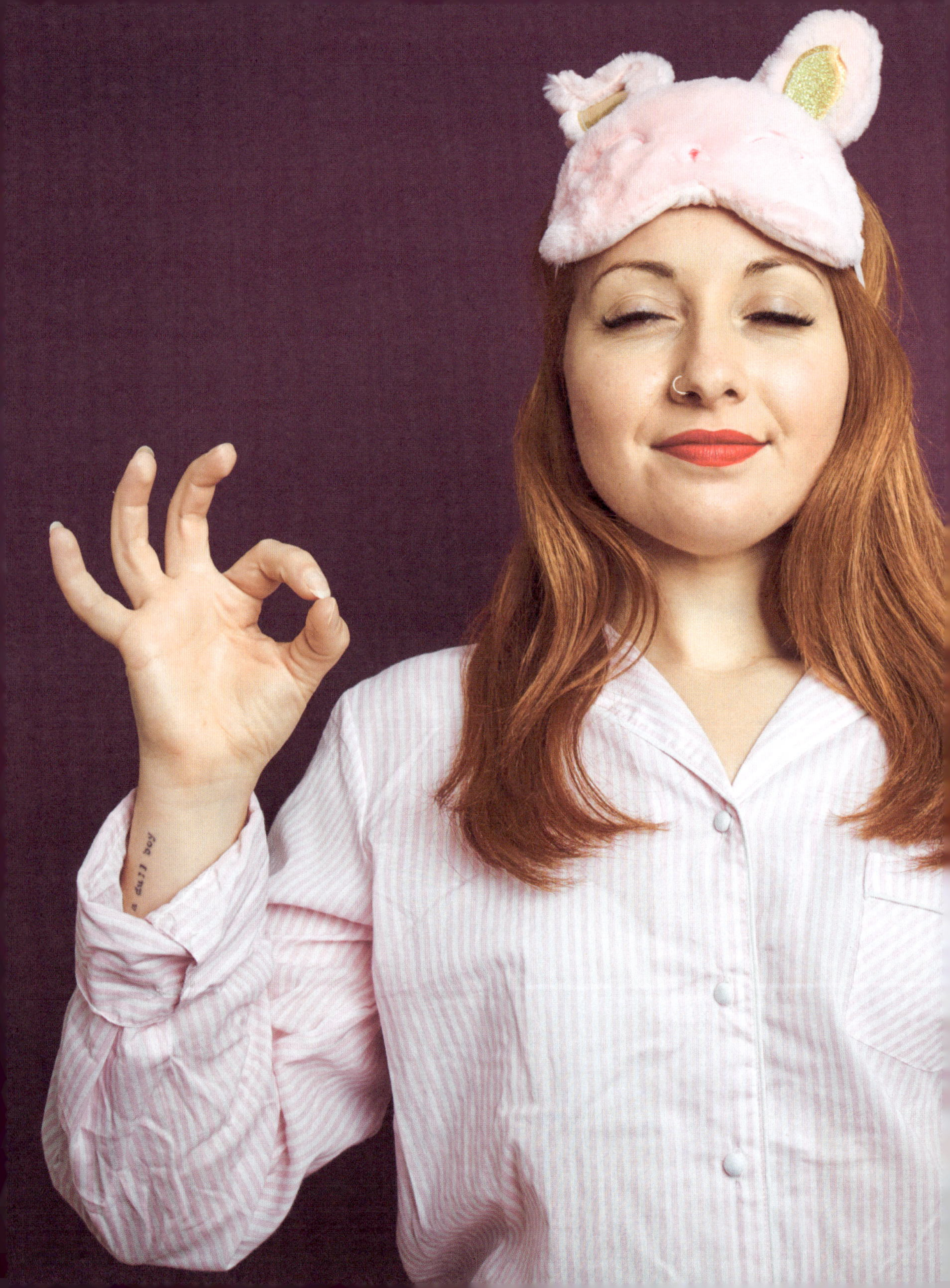
a dull boy

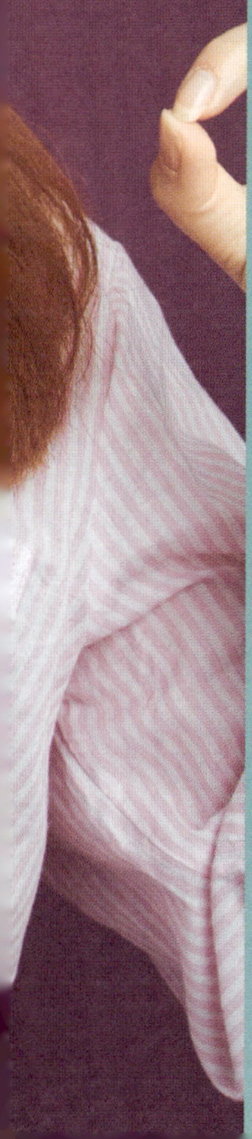

Partie 3
MES PETITES ROUTINES YOGA DU SOIR

Vos rituels du soir sont aussi importants que ceux du matin. Ces routines permettent de décompresser, de relâcher toutes les tensions emmagasinées durant la journée. Elles sont nécessaires pour vous « laver » des tracas, vous recentrer sur vous et votre bonne énergie. Elles sont bénéfiques car elles préparent au coucher et favorisent un sommeil réparateur. Sur le plan relationnel, effectuer des rituels yogiques le soir amène un climat apaisant au sein du foyer. Votre énergie étant plus *kapha*, c'est-à-dire calme et lente, elle favorise les rapports détendus et chaleureux.

Lorsque vous passez le seuil de chez vous, il est important de laisser tous les soucis liés à votre vie extérieure sur le palier, pour vous offrir une vraie reconnexion. Ainsi chaque étape (relaxation, détente, repas et exercices de yoga) sera un véritable moment choisi et attendu !

Bien-être

POUR SE COUPER DE L'EXTÉRIEUR

Après une journée à cent à l'heure entre le travail, les transports et les tâches domestiques, il est difficile de rentrer chez soi sans douleur ni crispation. C'est donc le moment idéal pour se recentrer et examiner notre « météo intérieure ». Il faut s'accorder ce temps pour décompresser et fermer la porte aux soucis !

La technique antimigraine

Ce protocole est particulièrement efficace pour détendre les nerfs optiques et soulager les maux de tête.

- Installez-vous en tailleur ou en position demi-lotus dans un endroit peu éclairé. Index et pouce en contact, relâchez le dos de vos mains contre vos genoux. Prenez le temps de respirer calmement par le nez pour abaisser le flot de vos pensées.

- À l'expiration, effectuez ensuite une rotation de la tête vers la droite en gardant les yeux fermés, projetez votre regard le plus possible à droite. Inspirez tranquillement dans cette position puis replacez la tête dans l'axe lors de l'expiration.

- Effectuez la même chose de l'autre côté, en projetant votre regard cette fois-ci sur la gauche. Recommencez 6 fois.

- Procédez ensuite de la même façon en penchant votre tête vers le bas et en gardant le regard vers le haut puis levez le menton vers le ciel et regardez en direction de votre nez. Recommencez 6 fois.

mon ASTUCE

L'huile essentielle de menthe poivrée est incontournable contre les maux de tête. En massage sur les tempes, le front et les sinus, elle permet de soulager facilement les douleurs.

ZOOM sur

LA MÉDITATION À LA BOUGIE (TRATAKA)

Les maux de tête proviennent très souvent d'une trop grande activité produite par votre mental. Un trop-plein de stress, d'angoisses que vous n'arrivez pas à digérer. Il est donc nécessaire d'appuyer sur le bouton pause !
La méditation peut être la solution pour apporter calme et soulagement. Il vous suffit de vous installer dans un endroit silencieux ou avec un fond musical très bas. Trataka est une méditation qui apaise le système nerveux et favorise la concentration.

- Allumez une bougie et posez-la en face de vous puis éteignez la lumière.
- Asseyez-vous en tailleur sur votre tapis de yoga, ou le dos appuyé contre un mur. Votre posture doit être confortable.
- Joignez index et pouce, le dos de vos mains contre vos genoux. Redressez-vous, le regard posé sur la flamme de la bougie.
- Observez la flamme sans cligner des yeux. Prenez conscience du calme de votre esprit et de votre respiration.
- Au bout d'un moment, fermez les yeux et continuez à visualiser cette flamme jusqu'à ce que vous soyez absolument détendue.

Bien-être

POUR CHASSER LA FATIGUE

Pour détendre son corps, il faut prendre le temps de délasser les muscles de haut en bas, ainsi que le ventre, qui emmagasine beaucoup de crispations. Il faut donc se concentrer sur la respiration pour relâcher toutes les tensions et laisser le corps trouver son flow...

1 exercice redynamisant

- Debout, pieds serrés et mains sur la taille, effectuez des rotations de bassin en gardant le nombril rentré. Effectuez 10 à 15 répétitions dans les deux sens. Vous aiderez ainsi votre colonne vertébrale et les muscles de votre bassin et vos intestins à se détendre. Si c'est douloureux, vous pouvez fléchir un peu les genoux pour diminuer la pression.

- Effectuez des rotations de la tête de gauche à droite, inclinez la tête d'avant en arrière, et déroulez vos épaules d'avant en arrière à plusieurs reprises.

- Enroulez le dos vers l'avant et relâchez votre tête en direction de vos pieds. Les bras sont à côté des chevilles, parfaitement détendus. Inspirez en fléchissant doucement les genoux et remontez tranquillement la colonne vertébrale à la verticale. Répétez cette étape 3 à 5 fois.

- Ensuite, écartez les pieds de la largeur de vos épaules. Tournez votre pied droit sur l'extérieur, de manière que vos pieds soient perpendiculaires. Glissez la main droite sur le genou droit et levez votre main gauche vers le ciel en ouvrant bien la hanche. Il s'agit d'une variante de la posture du triangle dans une plus petite amplitude. Vous devez sentir un doux étirement dans les lombaires gauches. Restez le temps de 3 respirations avant de revenir debout et changez de côté.

- Debout, levez les mains au-dessus de votre tête en prière, inspirez et grandissez-vous. Expirez et relâchez lourdement vos bras le long du corps, vos genoux restent souples.

ZOOM sur

LA POSTURE DE LA SAUTERELLE (SALAMBASANA)

Les lombaires, ou « carré des lombes », font partie de la famille des muscles de l'abdomen ! Incroyable non ? Ils sont donc en lien direct avec vos chers abdominaux. C'est d'ailleurs pour cela qu'il faut avoir des abdos musclés pour compenser les douleurs dans le bas du dos. Sa fonction première est de bien ancrer votre colonne vertébrale mais ils ont de multiples fonctions :

- ils sont en partie responsables de l'élévation du bassin lors de la marche ;
- ils abaissent les côtes lors de l'inclinaison latérale du buste ;
- ils permettent la flexion du buste ;
- ils sont responsables aussi en partie de l'expiration forcée.

La posture de la sauterelle vous permet de prendre soin de ces muscles et de les fortifier.

- Allongée sur le ventre, les pieds joints, posez le front sur votre tapis. Les mains à plat et les coudes fléchis au niveau des côtes flottantes.

- Décollez la tête du tapis, ainsi que les mains et les pieds du sol. Maintenez la posture le plus longtemps possible en respirant bien par le nez. Vous devez sentir le bas du dos chauffer et l'énergie circuler dans la colonne.

- Recommencez 3 fois. Idéalement, glissez cette posture dans votre routine, plutôt le matin ou en fin de journée. Cela renforcera votre dos et votre colonne vertébrale.

Bien-être

POUR ÉLOIGNER LES SOUCIS

La méditation du soir est un moment propice à la détente qui peut être salvateur en cas d'anxiété ou d'insomnie. Contrairement aux méditations pratiquées le matin, qui consistent à bien se préparer à bien commencer la journée, celle du soir insiste sur la gratitude et l'instant présent. Il est donc très important de s'octroyer ce moment de coupure.

1 méditation pour mieux dormir

- Installez-vous confortablement sur votre lit, le dos bien calé et les jambes croisées en tailleur. Placez le dos de votre main gauche au creux de la main droite. Les pouces en contact. Les épaules sont relâchées mais le dos reste droit.
- Prenez un instant pour observer votre respiration au calme. Juste l'observer, comme si vous regardiez un coucher de soleil.
- Commencez la méditation. Choisissez un mantra à répéter. Cela peut être « Aum », ou un autre mot qui vous est propre, le nom d'une divinité, une petite prière selon votre religion. La répétition de votre mantra amène une purification mentale, c'est-à-dire que vous éliminez les impressions passées et les désirs à venir. Vous êtes dans l'instant présent.
- Prenez votre temps, et répétez-le autant que vous le souhaitez, calmement. Au début, vous allez un peu lutter contre votre mental et vous forcer pour rester concentrée, puis cela deviendra naturel.
- Une fois votre méditation terminée, prenez conscience de votre respiration et poussez quelques soupirs.

ZOOM sur

LA RESPIRATION BRAHMARI PRANAYAMA

Brahmari Pranayama est une technique respiratoire qui est très efficace contre les angoisses, car elle permet le retrait des sens vers l'intérieur. C'est la respiration de la reconnexion à soi. Elle réduit l'anxiété et favorise grandement le sommeil. Elle produit une onde de détente à travers l'esprit et le corps. C'est une manière de vous régénérer rapidement en cas de fatigue ou de grand stress. Cette respiration est surprenante. Cette technique provoque souvent le rire des pratiquants. Alors, ne vous privez pas. Riez, cela détend tous les muscles du visage ! Cette respiration se pratique en position assise et permet de faire résonner votre corps. Les yeux fermés, le principe est de boucher vos oreilles et de bourdonner comme une abeille. Il suffit de reproduire le son, à l'expiration, avec votre gorge. Les inspirations et les expirations sont longues et profondes. En effectuant ce rituel durant plusieurs minutes, vous ressentirez alors une incroyable sensation de détente.

Bien-être

POUR DÉLASSER LES ARTICULATIONS

Après avoir marché et piétiné toute la journée, rien de tel qu'un bon soin naturel pour défatiguer jambes, chevilles et pieds. Piliers de notre corps, ce sont eux qui supportent notre poids et sont garants de notre équilibre. Tel l'arbre qui représente la vie, les pieds en sont les racines ; plus nous sommes ancrée dans le sol, plus nous sommes solides et confiantes.

1 rituel spa des gambettes

- Après avoir marché 5 minutes, effectuez quelques rotations de cheville pour délier vos articulations.

- Préparez une bassine d'eau tiède (et non chaude) pour délasser les pieds. Pour 2 litres d'eau, ajoutez une cuillerée à soupe de bicarbonate de soude et 3 gouttes d'huile essentielle d'ylang-ylang, 3 gouttes de rose musquée et 3 gouttes de jojoba. Plongez vos pieds une dizaine de minutes. Ce doux mélange d'huiles essentielles aide à délasser,à la suite des piétinements et des échauffements plantaires.

mon ASTUCE

Lorsque vous passez le pas de votre porte, il est bon d'ôter vos chaussures afin de marcher pieds nus pour retrouver les sensations primaires.

- Enchaînez avec un massage des pieds et des mollets jusqu'aux genoux avec une huile végétale à laquelle vous mélangez 3 gouttes d'huile essentielle de géranium bourbon pour ses propriétés relaxantes, et antifongiques.

- Commencez par les pieds avec une bonne pression, en insistant bien sur les phalanges des orteils qui correspondent en réflexologie plantaire aux cervicales, puis le centre du pied, le cœur, et les creux du pied, siège des lombaires. Remontez ensuite sur le pied et faites des cercles de chaque côté de votre cheville, puis petit à petit, remontez jusqu'au genou en effectuant des cercles.

ZOOM sur

LES FASCIAS

On parle souvent des muscles, des os, des organes... Mais il ne faut pas oublier l'essentiel. Ce qui tient votre corps, ce qui lie votre enveloppe corporelle, c'est-à-dire les fascias (qui signifie « bande »en latin). Ces bandes sont présentes dans tout votre corps et ont la particularité d'être reliées afin que la masse corporelle puisse se tenir. Sans elles, le corps perdrait sa forme, sa stabilité et les organes se « promèneraient ». Leur rôle est d'emmagasiner l'énergie et d'organiser la transmission des forces musculaires. Elles renferment aussi des capteurs sensoriels liés à vos mouvements, à vos douleurs, à vos émotions et mémorisent tout ce que vous vivez. Ainsi, les fascias sont souvent à l'origine de douleurs physiques liées principalement au stress. Il faut donc en prendre soin régulièrement.

1 massage ludique des pieds

Ce rituel permet de nettoyer les fascias sous les pieds, qui vont faire circuler des messages de détente à l'ensemble de votre corps. C'est assez douloureux au démarrage, mais cela devient vite très agréable. Vous pouvez le faire depuis votre bureau, ou chez vous une fois rentrée.

- Placez-vous debout, puis appuyez fortement votre pied sur une balle très dure, ou un petit rouleau de massage, et faites-la rouler sur l'ensemble de la voûte plantaire. À chaque pression de l'objet, expirez.
- Passez 2 à 3 minutes sous chaque pied.
- Effectuez ce massage 2 fois par semaine pour ressentir les bienfaits.

Bien-être

POUR SE DÉTENDRE EN PROFONDEUR

Avant de vous coucher, il est important de préparer son corps et son mental à l'endormissement pour un sommeil profond et réparateur. Prendre le temps de se chouchouter est indispensable pour une détente maximale et un esprit désencombré.

1 automassage magique

- Effectuez une dizaine de rotations autour des yeux pour détendre les muscles et éliminer les poches.
- Caressez votre front une dizaine de fois (de droite à gauche) pour stimuler et calmer l'esprit, et détendre les rides de cette zone.
- Pincez vos sourcils, 5 fois de l'intérieur vers l'extérieur, pour détendre le haut du visage et éliminer les tensions de la nuit. Si cela fait mal, c'est bon signe.
- Effectuez 5 pressions avec vos majeurs sur la zone nasogénienne et sous les pommettes pour stimuler le système lymphatique et défroisser le visage.
- Massez votre visage en partant du menton jusqu'au sommet du front. Remontez avec les mains votre peau de façon dynamique pour un excellent coup de fouet.

mon ASTUCE

Effectuez ce massage une fois votre peau nettoyée, après l'application de votre crème de nuit. Cela stimulera bien plus la circulation sanguine et cela aura une action « défroissage »plus intense.

ZOOM sur

LE DÉMAQUILLAGE

Ce geste est indispensable après une journée passée dans des milieux confinés, pollués et saturés ! La peau, qui est un élément vivant, a autant besoin de respirer que vos poumons. Alors, il faut la libérer des impuretés qui s'y sont déposées.

Le premier geste primordial est de bien vous laver les mains afin de ne rien transmettre de nocif.

Le savon d'Alep est un excellent produit cosmétique, à privilégier. Il est fabriqué à base d'huile d'olive et d'huile de laurier, et sa composition en fait un savon extrêmement doux donc il convient à tous les types de peaux.

Vous pouvez nettoyer votre visage avec ce produit car il supprimera toutes traces de maquillage. Pour compléter le soin, passez une lingette en coton imbibé d'eau de rose : cela permet de garder une peau propre et apaisée grâce à son odeur unique. Vous pouvez également l'utiliser comme eau micellaire au quotidien, le matin et le soir. Pour clore le rituel, il est bénéfique de masser ensuite votre visage avec 3 gouttes d'huile de sésame pour ses propriétés antioxydantes, riche en vitamines A et E. Elle régénère la peau, l'hydrate, et régule le sébum.

Postures

MON ENCHAÎNEMENT POUR UN BON SOMMEIL

Cet enchaînement a pour objectif de calmer vos angoisses avant d'aller dormir. C'est aussi une façon de régénérer votre corps et de le préparer au sommeil.

Posture 1

Assise en tailleur sur votre tapis, le dos des mains en contact avec vos genoux (index et pouce en contact). Observez votre respiration.

Posture 2

1 – Appuyez ensuite vos mains sur vos genoux et effectuez des rotations de buste pour détendre le bas du dos. Alternez entre des rotations sur la droite et sur la gauche.

2 – Lors de l'inspiration, penchez-vous sur l'avant le dos droit et lors de l'expiration, terminez la rotation en repoussant vers l'arrière, le dos rond.

Posture 3

LE CHAT (MARJARÂSANA)

Basculez à 4 pattes. Les mains et les genoux écartés de la largeur des épaules, inspirez en creusant le dos et en regardant vers le ciel tout en poussant un peu les fessiers vers vos talons. Expirez ensuite en rentrant le menton dans la poitrine et en faisant le dos rond. Le poids du corps bascule un peu plus sur vos mains. Alternez tranquillement dos creux et dos rond au rythme de votre respiration. C'est comme si votre corps tout entier effectuait une douce vague.

Posture 4

LE DAUPHIN (ARDHA SIRSANASANA)

Partant de la posture du chat, vos genoux sont toujours au sol. Les coudes également. Retournez les orteils pour repousser dans votre tapis, tendre vos jambes et lever le bassin en direction du ciel. Les épaules au-dessus de vos coudes, regardez en direction de vos mains et détendez-vous. Restez ainsi le temps de 5 à 7 respirations. Cette posture apaise le mental, aide à soulager le stress et les états dépressifs. Elle soulage aussi l'inconfort des règles, les maux de tête, l'hypertension artérielle et les insomnies.

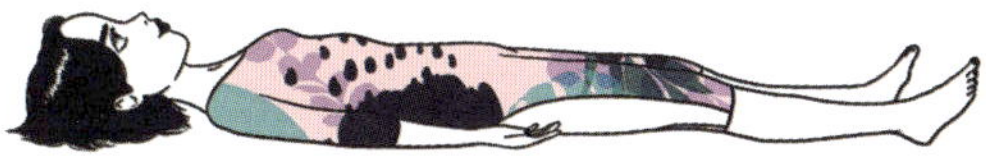

Posture 5

LE MORT (SAVASANA)

Prenez le temps de vous allonger en posture Savasana un instant pour profiter des bienfaits de la posture du dauphin, le temps de 5 respirations.

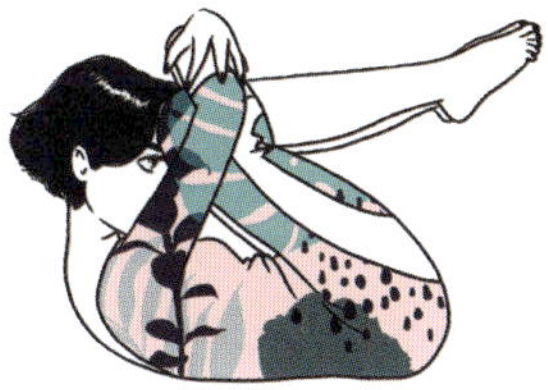

Posture 6

LA POSTURE DU VENT (PAVANAMUKTASANA)

Remontez ensuite les genoux à la poitrine. Inspirez en gardant la tête au sol puis expirez en rapprochant la tête de vos genoux pour étirer la nuque. Recommencez 5 fois tranquillement. Cette posture masse et stimule les organes du ventre, élimine l'air bloqué dans les intestins, soulage les maux de dos et apaise le mental.

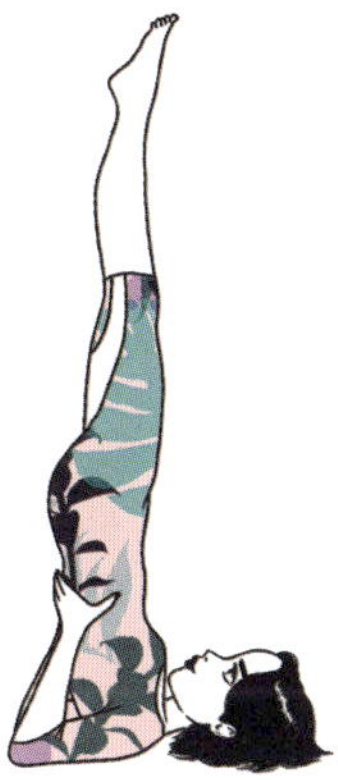

Posture 7

LA CHANDELLE (SARVANGASANA)

Ne la faites pas si vous avez des problèmes de dos, de cervicales ou de l'hypertension. Allongée sur le dos, les genoux sur la poitrine, glissez vos mains à plat sur le tapis pour soulever votre bassin et poser les pieds au-dessus de la tête. Progressivement, levez les pieds en direction du ciel tout en allongeant la colonne vertébrale. Allongez bien la nuque, le ventre rentré et détendez-vous sans mettre de tension dans les pieds. Restez le temps de 7 respirations. Cette posture apaise les tensions mentales, et oxygène l'ensemble du corps.

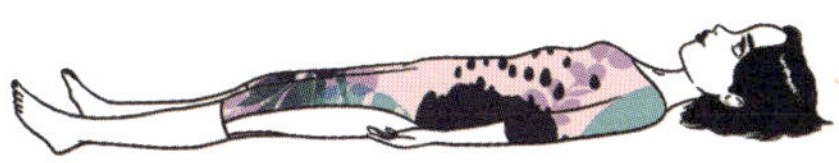

Posture 8

LE MORT (SAVASANA)

Redescendez doucement en déroulant votre colonne vertébrale sur le tapis en position Savasana. Restez ainsi quelques minutes immobile.

Postures

MON ENCHAÎNEMENT POUR RELANCER LA CIRCULATION SANGUINE ET TONIFIER LES JAMBES

Cette série d'exercices est idéale lorsque vous avez passé une journée peu active et que vous êtes restée longtemps assise au bureau, par exemple.

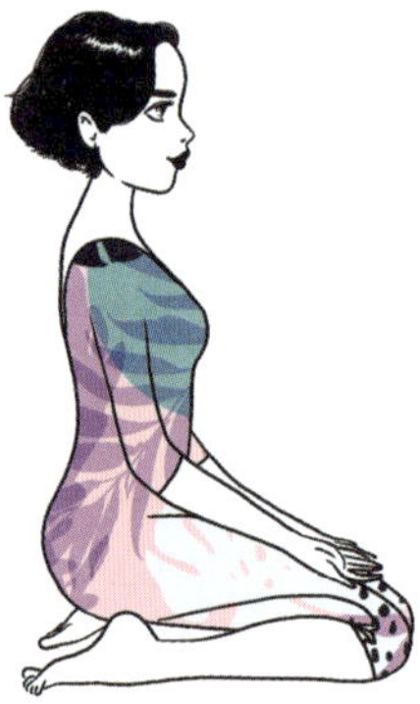

Posture 1

LA POSTURE DU HÉROS

À genoux, asseyez-vous sur vos talons, les mains posées sur les genoux et les paumes tournées vers le ciel. Restez quelques instants pour vous recentrer et sentir la compression de vos mollets contre l'arrière de vos cuisses. C'est une sorte de garrot naturel, qui lors de la posture suivante, va relancer la circulation sanguine dans tout le corps.

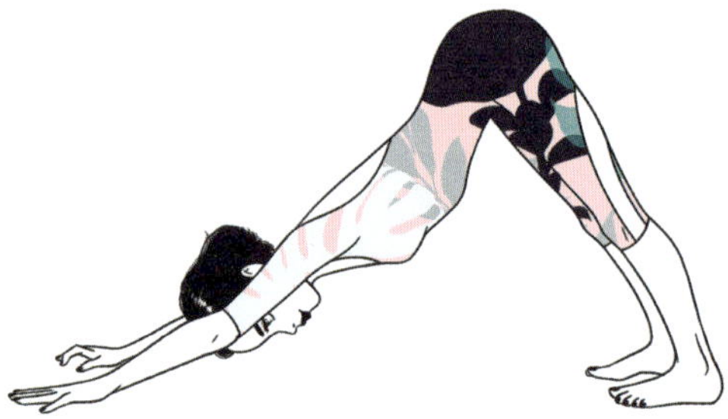

Posture 2

LE CHIEN TÊTE EN BAS

Placez-vous au sol à 4 pattes. Inspirez sans bouger.

Poussez dans les mains et les pieds pour lever le coccyx au plafond, et tendre les jambes. Maintenez la posture en étirant les chevilles, comme si vous vouliez poser les talons au sol. Les jambes sont tendues, tout comme les bras, la tête dans le prolongement du dos.

Maintenir la posture de 3 à 5 respirations.

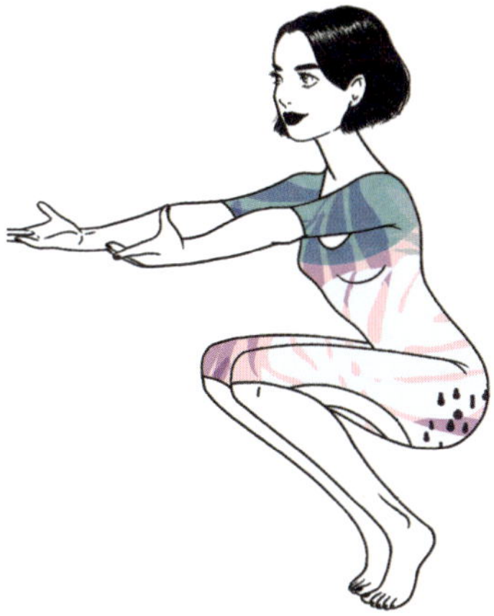

Posture 3

LE BAMBOU

Cette posture relance la circulation sanguine car la pression sur les plantes de pieds est très forte. Et c'est une posture excellente pour travailler l'équilibre et renforcer cuisses, mollets et chevilles.

Depuis la posture précédente, revenez en position debout, les bras tendus à la verticale devant vous. Inspirez tout en montant sur demi-pointe, les pieds serrés. Expirez tout en descendant accroupi sans reposer les talons.

Arrivée en bas, inspirez sans bouger, en gardant l'équilibre puis à l'expiration, poussez fortement dans les plantes de pieds et remontez sur demi-pointe.

Enchaînez cette posture 3 à 5 fois en vous concentrant sur votre équilibre et vos points d'ancrages au niveau des orteils.

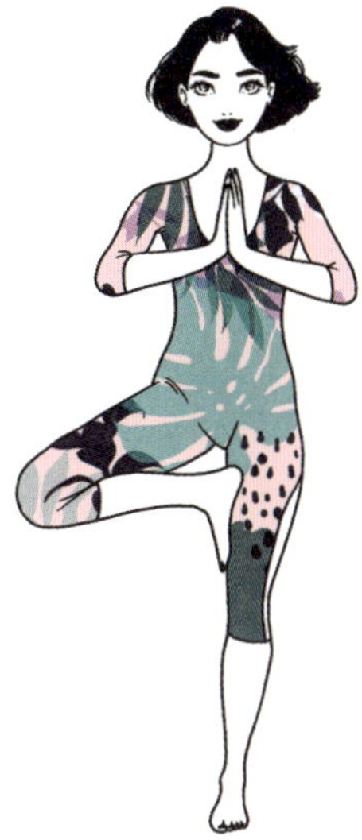

Posture 4

L'ARBRE

Une des meilleures postures pour se recentrer et faire le vide. Elle renforce aussi jambes, fessiers et cuisses.

Debout, pieds serrés et les mains en prière. Placez ensuite votre pied droit sur votre mollet (les jours difficiles) ou à l'intérieur de votre cuisse, le talon le plus proche possible du bassin. Gardez le genou bien ouvert et maintenez cette posture le temps de 5 à 7 respirations.

Les orteils du pied gauche bien ancrés dans le sol telles des racines profondes.

Changez ensuite de jambes.

Posture 5

LE MORT (SAVASANA)

Allongez-vous sur le dos et écoutez votre respiration dans la plus parfaite immobilité.

Sentez votre circulation sanguine relancée, et votre respiration calme et revitalisante.

Postures

MON ENCHAÎNEMENT POUR ÉLIMINER LES ULTIMES TENSIONS

Posture 1

Commencez debout sur le tapis, les mains en prière. Prenez conscience de votre posture debout. Effectuez 5 à 7 respirations.

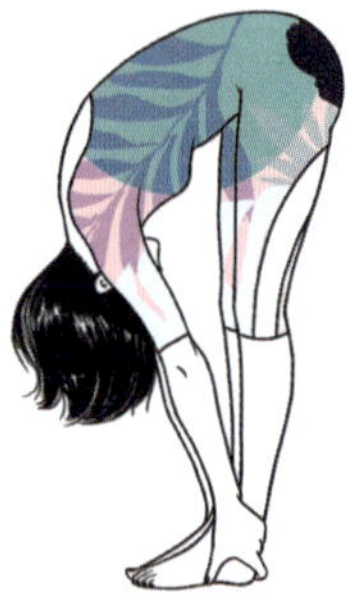

Posture 2

LA PINCE DEBOUT (PADAHASTASANA)

Debout les pieds joints et les bras le long du corps, inspirez en ouvrant et en levant les bras au-dessus de la tête. Puis, enroulez la colonne vertébrale vers le bas. Attrapez vos chevilles en serrant les coudes. Expirez et déroulez la colonne pour revenir dans la position de départ. Effectuez cette posture 3 fois en prenant votre temps. Cette posture étire et détend les vertèbres et l'arrière des cuisses. Elle relance la circulation, et travaille sur les organes pour éliminer les toxines.

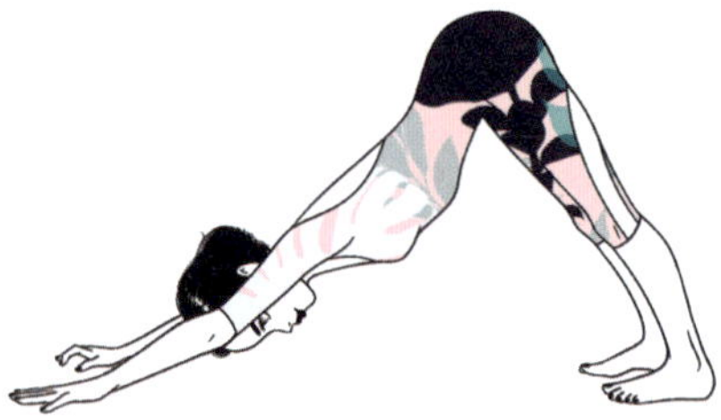

Posture 3

LE CHIEN TÊTE EN BAS (ADHO MUKHA SVANASANA)

Poussez dans les mains et les pieds pour lever le coccyx au plafond et tendre les jambes. Maintenez la posture en étirant les chevilles comme si vous vouliez poser vos talons. Vos jambes sont tendues, tout comme les bras, la tête dans le prolongement du dos. Maintenez la posture le temps de 3 à 5 respirations. Cette posture étire le dos, relance la circulation sanguine et sculpte les bras, le dos et le ventre. C'est aussi une posture qui réoxygène le cerveau et ralentit aussi l'arrivée des rides sur le visage.

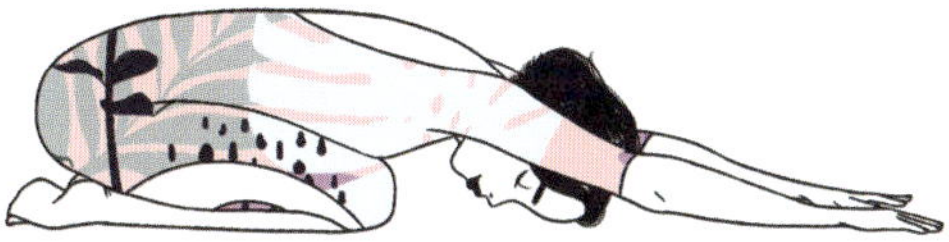

Posture
4

L'ENFANT (BALASANA)

À genoux, les fessiers posés sur vos talons, le front au sol, tendez les bras loin devant vous et relâchez toutes les tensions du dos. Cette posture favorise l'endormissement et l'introspection. Restez le temps de 5 à 7 respirations.

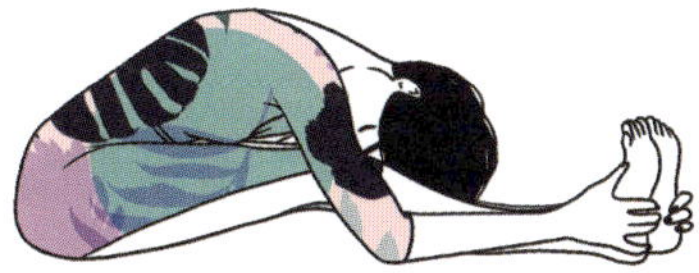

Posture
5

LA PINCE ASSISE (PASCHIMOTTANASANA)

Les jambes tendues devant vous, levez les bras au-dessus de la tête pour étirer les vertèbres, puis attrapez vos orteils en gardant le dos droit et la nuque dans l'axe. Si vous n'arrivez pas à toucher vos pieds, fléchissez vos genoux jusqu'à ce que vous soyez à l'aise pour attraper vos orteils. Veillez simplement à garder le dos droit. Restez ainsi le temps de 5 respirations puis relâchez le buste vers l'avant pour concentrer toute votre énergie au niveau du ventre. Cette posture étire toute la partie postérieure du corps et prépare aussi à l'endormissement.

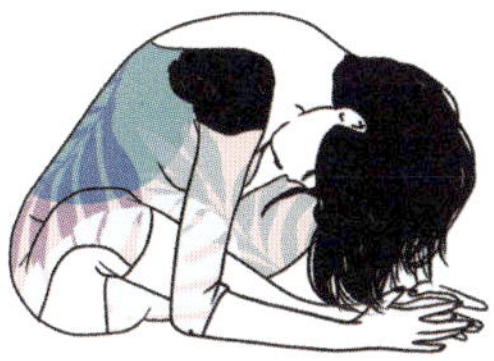

Posture
6

LA TORTUE (KURMÂSANA)

Asseyez-vous en tailleur et joignez vos pieds, les genoux ouverts. Laissez un grand espace entre vos talons et votre pubis. Attrapez le bout de vos pieds avec vos mains et imaginez poser le front sur vos talons. Les coudes s'écartent pour passer par-dessus vos tibias. Restez ainsi le temps de 5 à 7 respirations. Vous allez sentir le bas de votre dos se détendre, vos hanches se relâcher, tout votre dos s'étirer et se vider des tensions de la journée. La posture de la tortue aide aussi à stimuler le plexus solaire et les organes digestifs.

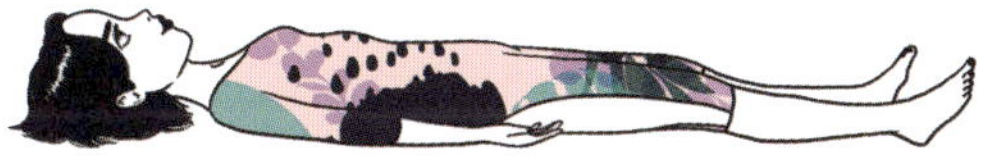

Posture
7

LE MORT (SAVASANA)

Allongée sur le dos, relâchez toutes les parties de votre corps. Les paumes tournées vers le ciel, observez votre souffle et détendez-vous.

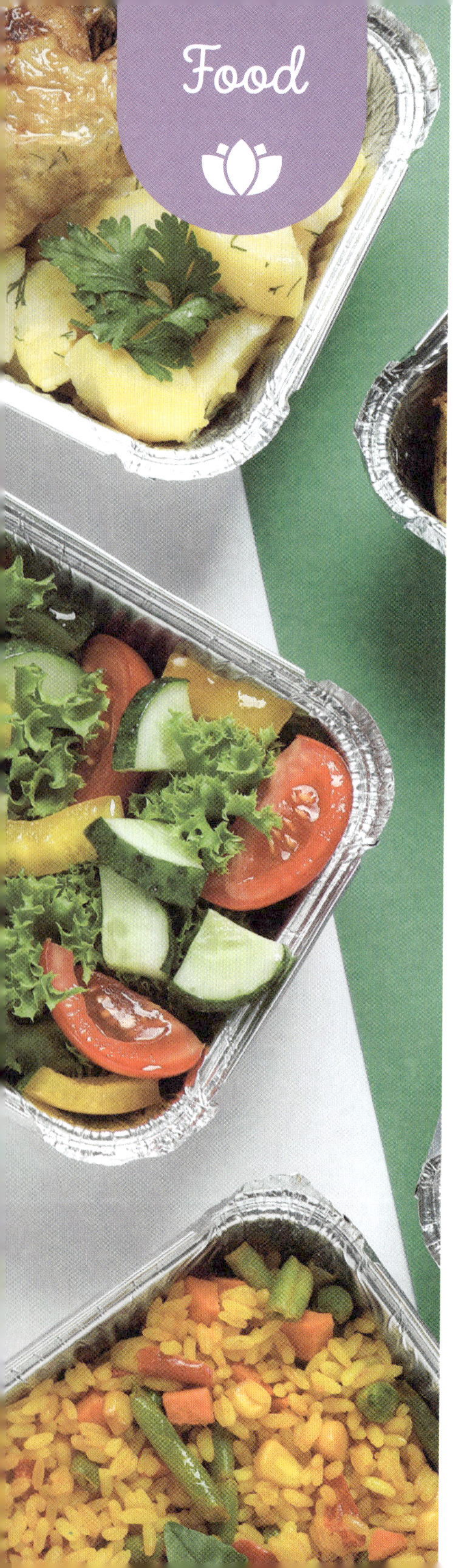

UN DÎNER DE PLUME

Après une journée classique métro/boulot, le retour dans votre cocon est aussi l'occasion de vous faire du bien dans l'assiette ! L'alimentation adéquate diffère d'une personne à l'autre, mais il est recommandé de ne pas surcharger l'estomac, en particulier le soir avant le coucher pour faciliter la digestion et donc un sommeil de qualité. Alors on choisit de petites quantités mais des plats savoureux et rassasiants. On prend aussi le temps de mastiquer pour être consciente de ce que l'on mange, pour profiter à fond de ce moment réconfortant et convivial. Dans l'idéal, il est préférable de manger dans un endroit calme et serein afin de contrebalancer la surstimulation du déjeuner.

3 règles d'or pour un dîner léger

- Prenez votre repas assez tôt pour faciliter la digestion.
- Choisissez des aliments légers pour ne pas alourdir votre estomac.
- Évitez de parasiter votre repas avec télévision, smartphone ou autres éléments perturbateurs.

Recette

SALADE DE PATATE DOUCE À LA MAROCAINE

Temps de préparation
15 minutes

Temps de cuisson
20 minutes

Ingrédients pour 5 à 6 personnes

700 g de patates douces

1 oignon haché

1/2 c. à c. de cumin en poudre

1 c. à c. de piment doux

1 pincée de safran en pistils

1/2 c. à c. de gingembre en poudre

Le jus d'un demi-citron

Huile d'olive

Olives noires

Coriandre et persil hachés

Faites cuire l'oignon dans l'huile d'olive avec une pincée de sel, le safran et le gingembre. Ajoutez un verre d'eau.
Laissez cuire encore quelques minutes puis ajoutez les patates douces épluchées (au dernier moment) et coupées en quartiers réguliers. Couvrez d'eau à mi-hauteur.
Surveillez la cuisson rapide des patates douces. Au bout de 5 minutes, ajoutez cumin, piment doux, persil et coriandre hachés, jus de citron et enfin, olives.
Retirez la sauce du feu lorsqu'elle a réduit de moitié et a pris une texture onctueuse. Laissez refroidir et mélangez au reste des ingrédients.

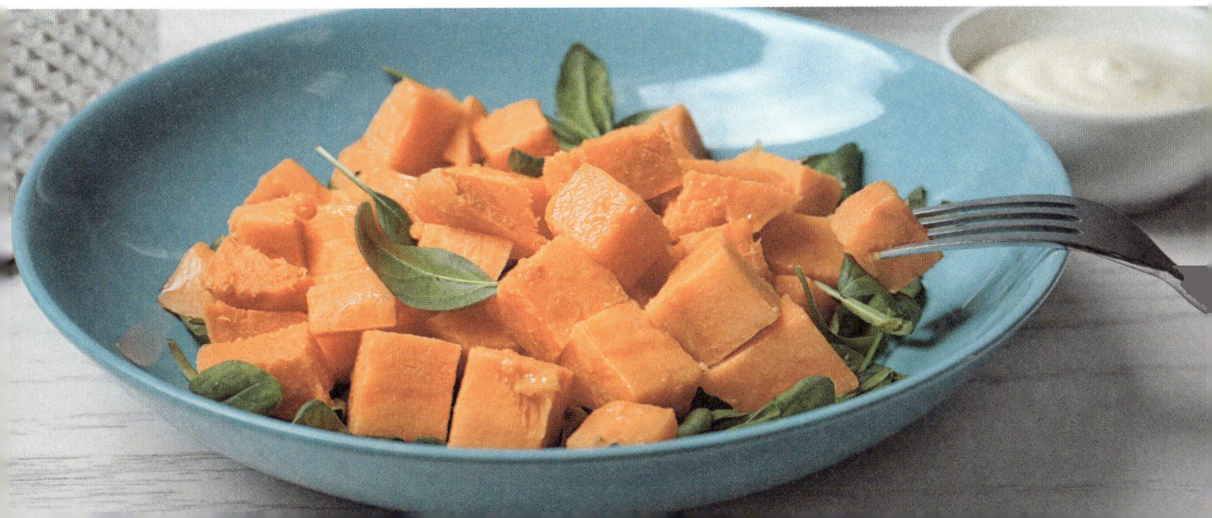

Food

Recette

TABOULÉ LIBANAIS

Temps de préparation
30 minutes

Ingrédients
pour 2 à 4 personnes

3 bouquets de persil plat

1 bouquet de menthe

1 poignée de boulgour

2 tomates

2 oignons blancs

3 citrons

10 cl d'huile d'olive

Sel, poivre

Mettez le boulgour dans un bol, arrosez-le d'eau et laissez-le gonfler.
Lavez, séchez, effeuillez et ciselez finement les herbes.
Pelez et émincez les oignons. Lavez les tomates. Coupez-les en tout petits dés. Pressez le jus des citrons.
Essorez le boulgour entre vos mains et mettez-le dans un saladier avec les herbes, les tomates et les oignons. Arrosez de jus de citron et d'huile d'olive. Salez et poivrez, mélangez bien.
Réservez au frais sous film alimentaire pendant une heure. Servez très frais.

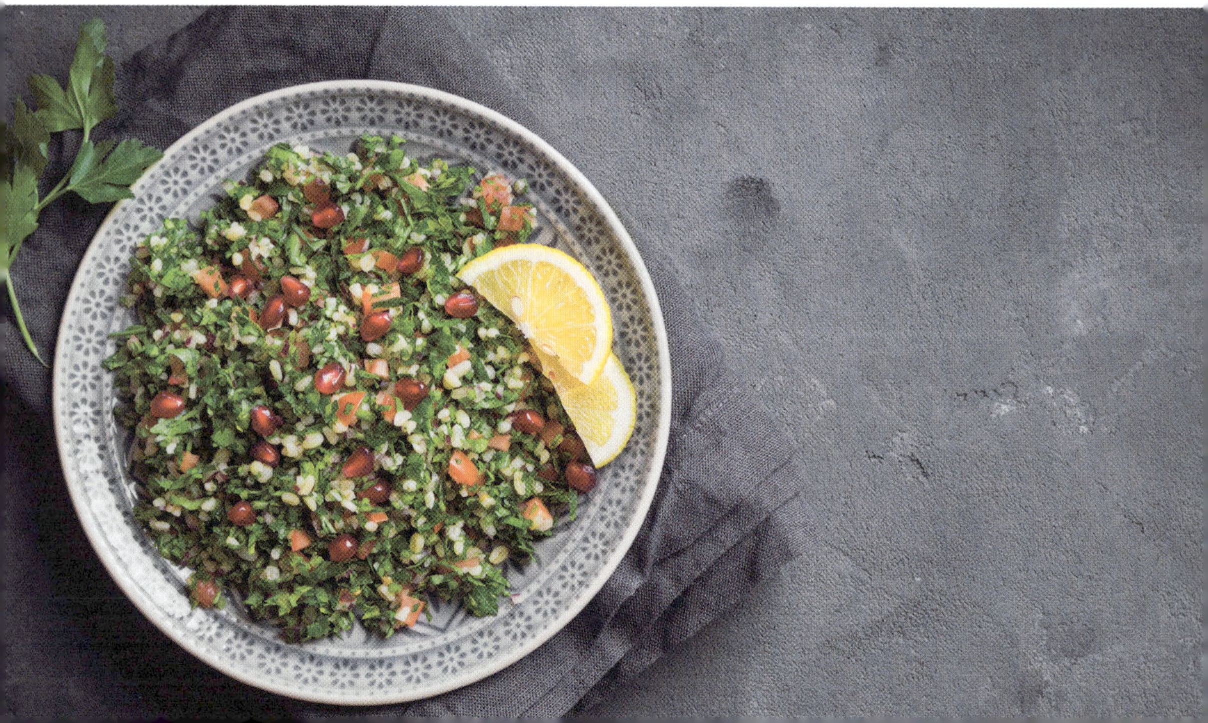

Recette

VELOUTÉ DE CAROTTES AU GINGEMBRE

Temps de préparation
15 minutes

Temps de cuisson
50 minutes

Ingrédients pour 4 personnes
600 g de carottes

50 g de gingembre

40 cl de lait écrémé

50 cl de bouillon de poule

1 c. à s. de persil ciselé

Sel, poivre

Épluchez, lavez et taillez les carottes en tronçons.
Épluchez et émincez le gingembre, puis ébouillantez-le 3 fois en changeant l'eau à chaque fois.
Mettez les carottes dans une casserole avec le bouillon de poule. Salez, poivrez et faites cuire 30 minutes.
Mixez la soupe en incorporant le gingembre et le lait. Salez, poivrez et portez à ébullition.
Saupoudrez de persil avant de servir dans une assiette creuse.

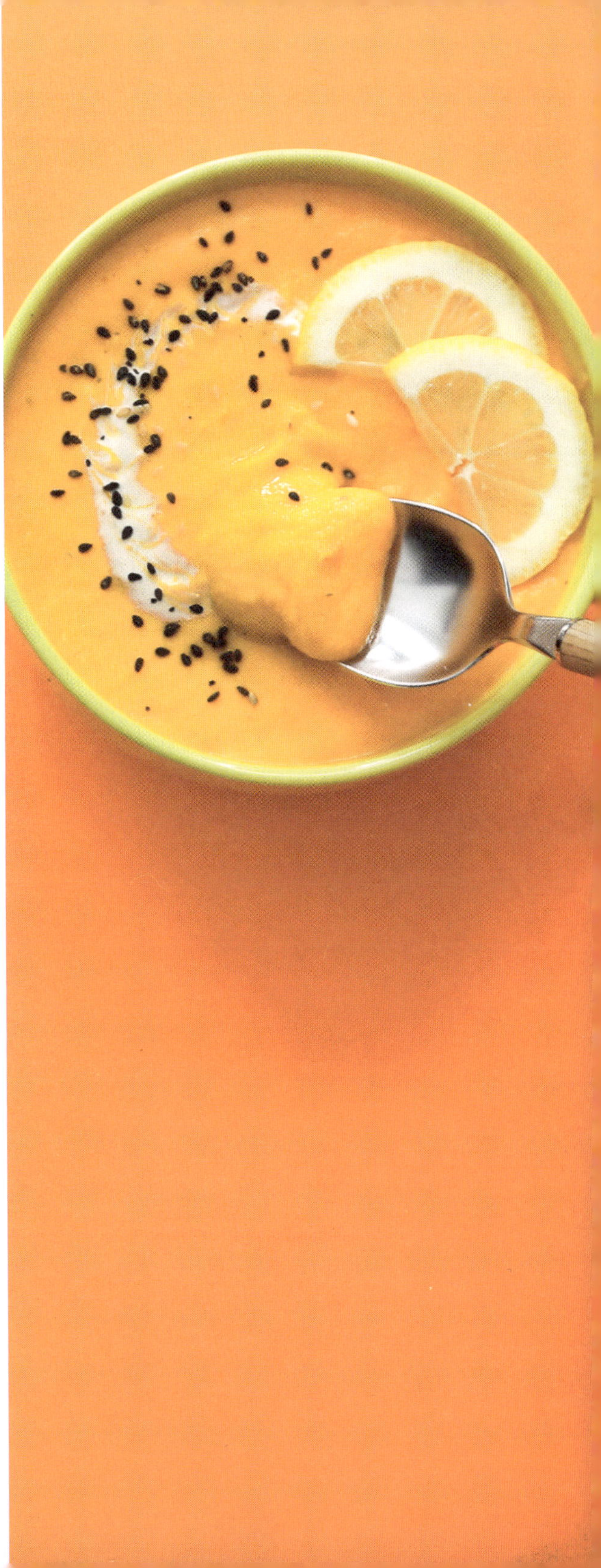

Food

Recette

TAGLIATELLES DE COURGETTES

Temps de préparation
5 minutes

Temps de cuisson
3 minutes

Ingrédients pour 2 personnes
5 courgettes de bonne taille

Sel et poivre du moulin

Huile d'olive

Dans une grande casserole, faites bouillir de l'eau salée.
Épluchez les courgettes, coupez-les finement dans le sens de la longueur et plongez-les dans l'eau bouillante. Laissez-les cuire 3 minutes pour qu'elles ne se décomposent pas et qu'elles restent craquantes. Égouttez-les et versez un filet d'huile d'olive, un peu de sel et du poivre.

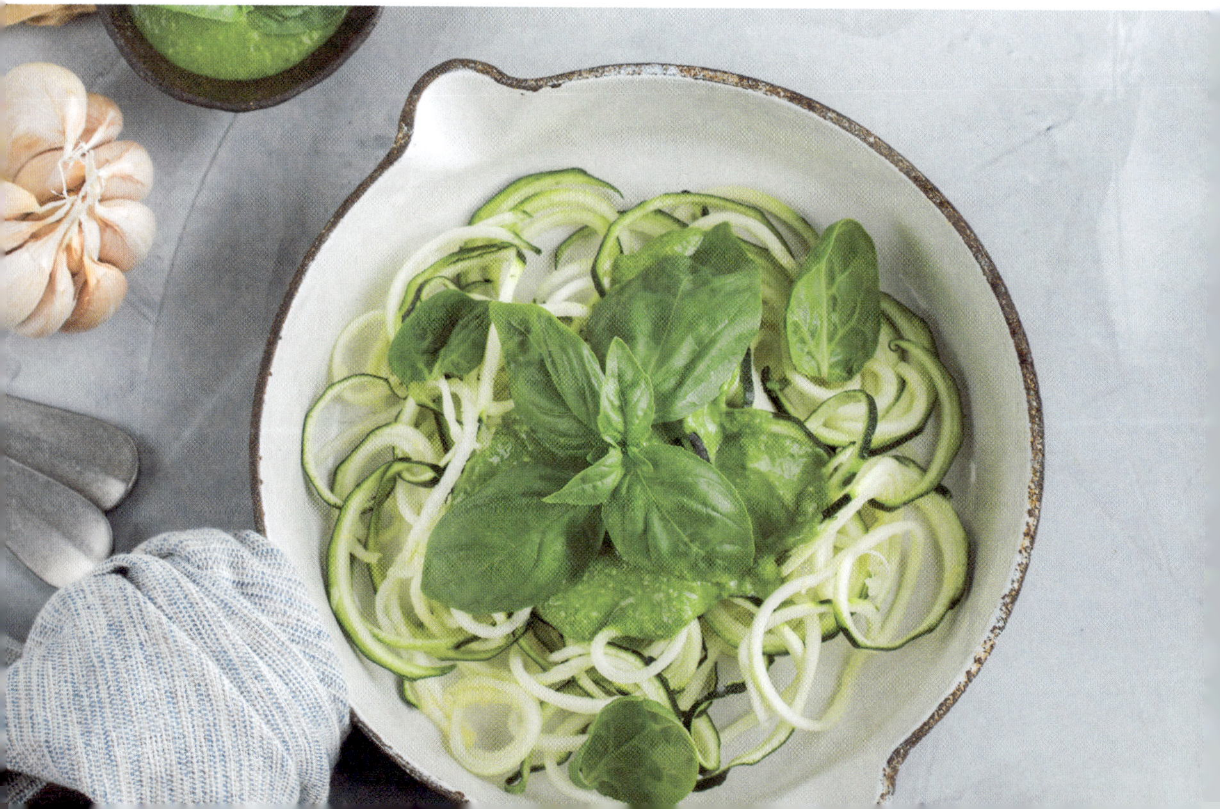

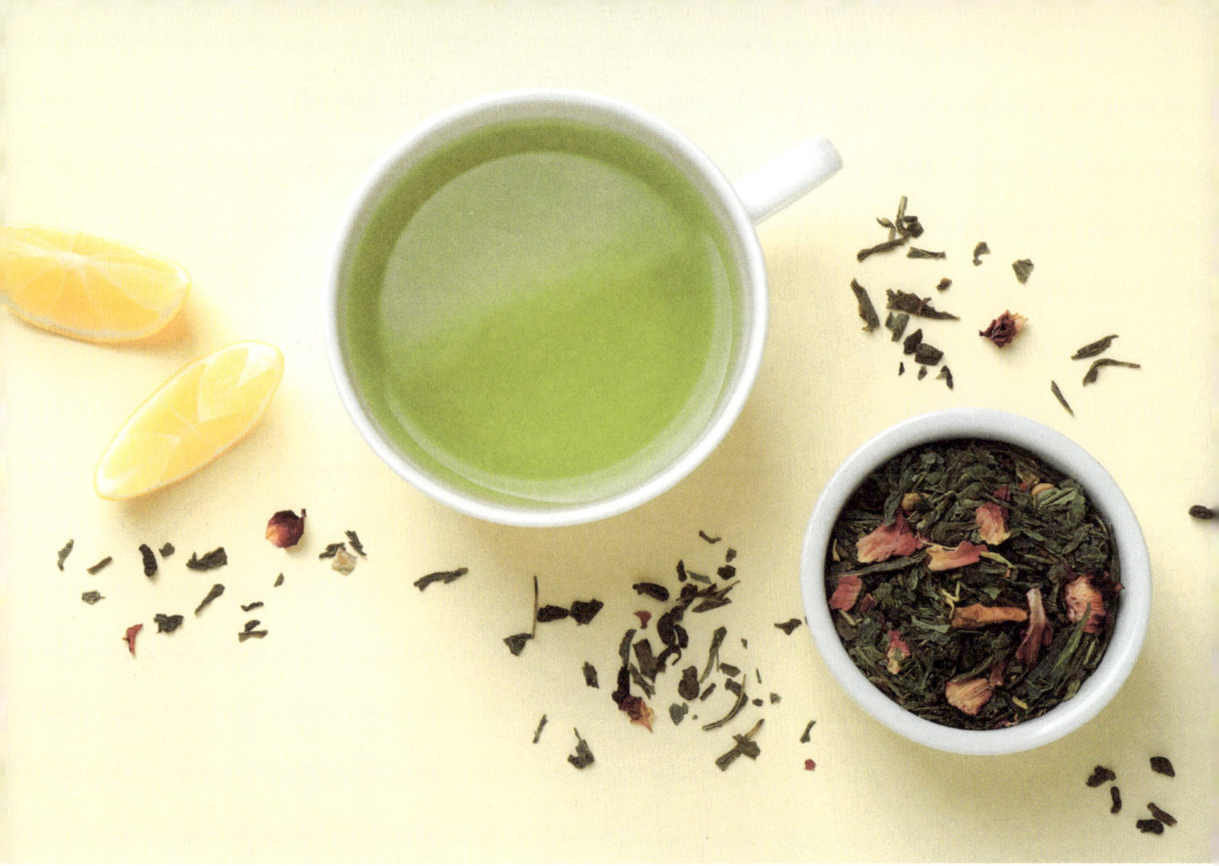

Recette

INFUSION « BELLE NUIT »

Temps de préparation
5 minutes

Ingrédients pour 1 tasse
Eau

10 feuilles de verveine (pour lutter contre l'anxiété)

5 feuilles de menthe (pour favoriser le confort digestif)

Une goutte d'HE de fleur d'oranger (antidépresseur naturel)

Arrosez les feuilles de verveine et de menthe d'eau préalablement chauffée (l'eau ne doit pas être bouillante pour ne pas brûler les feuilles).
Laissez infuser 3 à 5 minutes.

Astuce : idéalement, ne placez pas les feuilles dans un sachet à infuser ; laissez-les dans une grasse tasse pour qu'elles libèrent largement leur saveur.

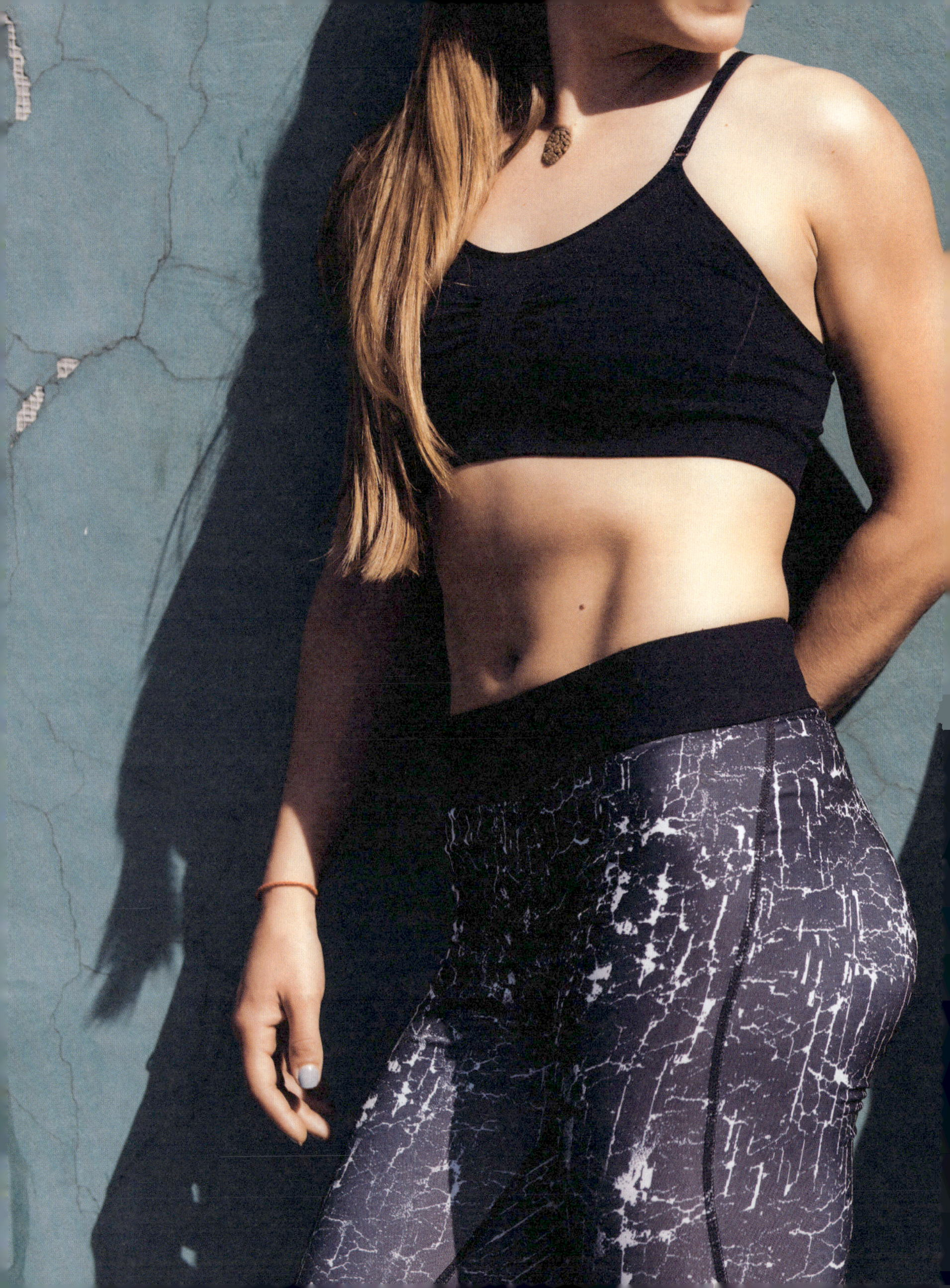

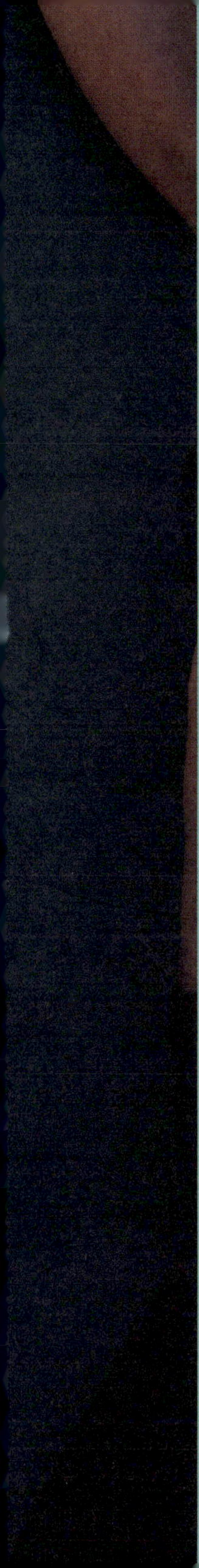

Partie 4

MES PETITES ROUTINES YOGA MINCEUR

On entend souvent dire que le yoga ne fait pas bouger ou qu'il faut être très souple pour le pratiquer. Mais il n'en est rien ! La pratique seule du yoga va développer votre condition physique, augmenter votre résistance musculaire et vous faire transpirer pour éliminer les toxines. Mais surtout, cela va apaiser votre mental grâce à la respiration. Et qui dit calme intérieur, dit hormones du stress en pause et pas de prise de poids. Alors, ce serait mentir que de vous dire que seul l'exercice physique induit par le yoga brûle des calories. Par contre, l'attitude « yoga », elle, oui ! Décider de pratiquer le yoga, c'est aussi faire attention à son alimentation et effectuer vos exercices tous les jours avec une attitude bienveillante. Afin d'obtenir une silhouette à votre goût, il est important de varier les postures qui ont chacune un intérêt.

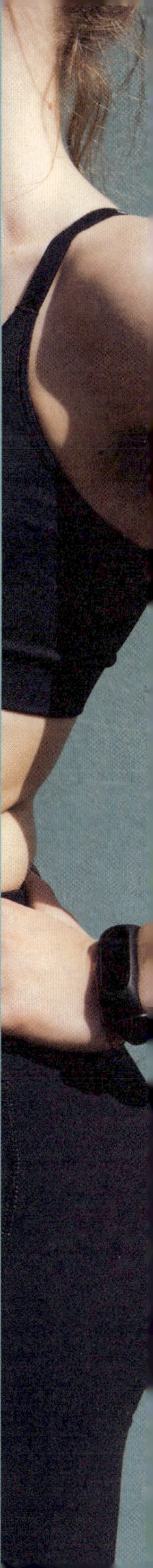

Bien-être

POUR BRÛLER DES CALORIES EN RESTANT ZEN

Toute la clé du yoga minceur est ici : si l'on arrive à lutter contre le stress, on retrouve la ligne et bien plus encore ! La prise de poids en période de stress est donc presque inéluctable pour les métabolismes les plus sensibles. La circulation sanguine est ralentie, les cellules sont moins irriguées... et c'est sans prévenir que la cellulite fera son apparition, en compagnie de petits stocks de gras en tout genre qui s'accumulent avec le temps. Il est important de faire un point anatomique et physiologique pour une bonne pratique.

les 4 bienfaits du bien-être global

- Une diminution de la nervosité.
- Une prise de recul sur les situations stressantes.
- De l'indulgence envers vous-même.
- Moins de choses à stocker pour vous protéger !

le SAVIEZ-VOUS ?

Le stress est une inflammation du corps, un déclencheur de déséquilibre. Face à cette agression chronique, le corps se protège comme il peut. C'est alors le début des réactions en cascade : prise de poids, déséquilibre hormonal, inflammations en tout genre (articulaire, musculaire, etc.), les muscles se crispent, la respiration est saccadée, plus courte. Et cela va encore plus loin car le rôle de la respiration est d'acheminer l'oxygène à nos cellules. Sans oxygène, ces dernières voient leur fonctionnement s'altérer, voire s'arrêter.

Il est donc primordial de stopper le cortisol, l'hormone du stress, dans son ascension dans votre précieux organisme !

ZOOM sur

L'IMPORTANCE DU SOMMEIL

Saviez-vous que dormir est une activité qui occupe presque un tiers de votre vie ? Cela paraît énorme mais presque tout le monde manque de sommeil, alors il n'y en a jamais trop !
Dormir a un impact énorme sur votre organisme : il permet de régénérer vos cellules et reposer vos organes. Sur le plan psychique, le sommeil permet à votre inconscient de classer et digérer votre vécu (votre quotidien avec son lot d'émotions, les chocs, les faiblesses) et permet ainsi de pallier le « mauvais sort »en augmentant votre enthousiasme, votre connaissance pour vous protéger du négatif.

Après l'alimentation, le sommeil est l'autre clé de votre bonne humeur. Les 3 premières heures de sommeil sont les plus importantes. L'idéal est de s'endormir avant minuit et de se réveiller vers 5 ou 6 heures. La première phase d'endormissement est placée sous l'énergie *Kapha*, qui augmente votre calme. Veillez alors à privilégier les temps de méditation. Si vous travaillez de nuit, il est impératif durant la journée de vous reposer beaucoup plus souvent pour récupérer et rééquilibrer vos énergies.
Une nuit idéale compte entre 7h à 8h de sommeil. Pour ce qui est des siestes, 15 à 30 minutes sont suffisantes pour régénérer votre organisme durant la journée (filez tester la « sieste ayurvédique »!).
Chouchoutez votre sommeil, car il est essentiel à un bon équilibre de vie, et votre force intérieure n'en sera que meilleure !

Bien-être

POUR RENFORCER LE POUVOIR DIURÉTIQUE DE VOTRE ORGANISME

Lorsque l'on cherche à s'affiner, peu importe son objectif final, il est très important que l'organisme aide à déstocker mais ce dernier doit aussi être préparé. Un système digestif en berne peut vraiment freiner tous les efforts fournis, il faut alors le booster pour voir les bénéfices.

1 recette pour relancer l'organisme

Cette recette ayurvédique permet de relancer ce que les Indiens appellent *Agni*, le « feu digestif ». Une fois « allumée », la digestion est boostée et votre corps se met au travail pour brûler ce qu'il a consommé.

Mélangez du jus de gingembre, un demi-citron pressé, une petite cuillerée à café de sel de l'Himalaya, une bonne pincée de poivre noir, une cuillerée à café de miel et de l'eau minérale à température ambiante dans un grand verre. Consommez ce jus 10 minutes avant les repas. Cela permet de relancer la machine et de se sentir légère.

Les premières gorgées vont certainement vous surprendre. Persévérez !
Il faut effectuer cette routine durant plusieurs jours et avant chaque repas. Les changements ne tarderont pas à arriver.

ZOOM sur

LE GINGEMBRE

Cette racine miraculeuse doit faire partie de votre quotidien car elle a tellement de vertus que vous ne pourrez plus vous en passer. Elle est appréciée en cuisson pour sa saveur piquante particulière et en tant que remède naturel.

Propriétés

Le gingembre est en effet classé parmi les dix aliments les plus riches en antioxydants. C'est pour cette raison qu'il est un véritable allié en cas de fatigue.

C'est également un tonique, un énergisant ; il réchauffe le corps et stimule notre feu intérieur. Il possède des vertus anti-inflammatoires et aide à lutter contre les rhumes, les angines et les petites faiblesses du système immunitaire.

Usage

Ce rhizome peut être consommé sous différentes formes : en poudre, en tisane, en sirop ou frais. La version confite est très pratique, à avoir toujours dans votre sac de sport en cas de coup de « mou »! Attention toutefois, car c'est un produit très sucré...

Bien-être

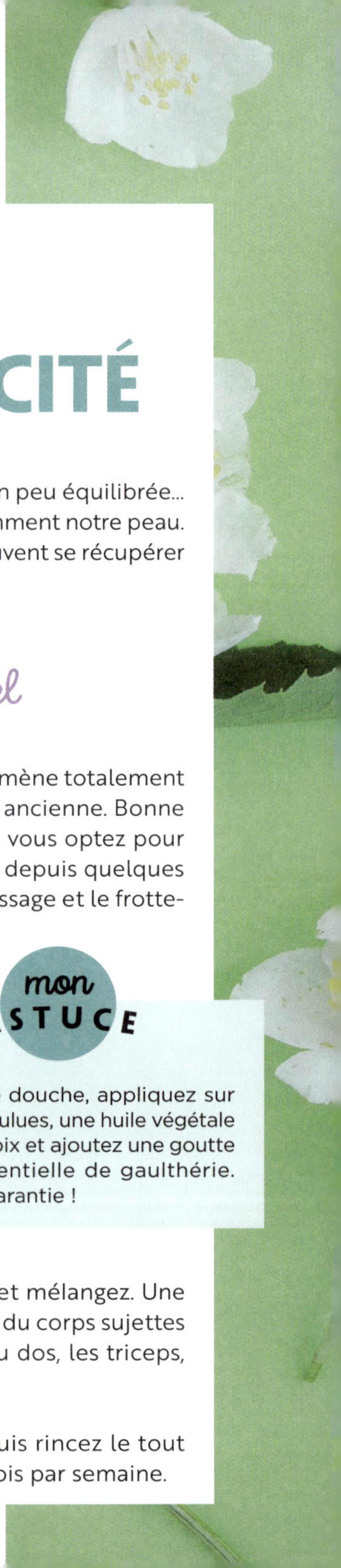

POUR RETROUVER FERMETÉ ET TONICITÉ

Le manque d'exercice, un travail sédentaire, une alimentation peu équilibrée... Tout ça finit par avoir un impact sur notre organisme et notamment notre peau. Mais rien n'est perdu ! Car élasticité, souplesse et fermeté peuvent se récupérer grâce au yoga et ses rituels.

1 geste anticellulite naturel

Avant toute chose, il faut savoir que la cellulite est un phénomène totalement normal. Elle est plus ou moins apparente et plus ou moins ancienne. Bonne nouvelle ! Si c'est une cellulite récente, elle va vite partir si vous optez pour ce rituel. Dans le cas où cette petite diablesse est installée depuis quelques années, il faudra possiblement augmenter l'intensité du massage et le frottement du gommage.

- Dans un bol en bois (favorise les bonnes énergies), mélangez 4 cuillerées à soupe d'huile végétale de noyau d'abricot, 1 goutte d'huile essentielle de cyprès (pour ses vertus circulatoires), 2 gouttes d'HE de gaulthérie (anti-inflammatoire) et 1 goutte d'HE de pamplemousse (réduit l'accumulation de graisse au sein des cellules).

mon ASTUCE

Après votre douche, appliquez sur les zones voulues, une huile végétale de votre choix et ajoutez une goutte d'huile essentielle de gaulthérie. Efficacité garantie !

- Ajoutez une poignée de gros sel de Guérande naturel et mélangez. Une fois sous la douche, la peau mouillée, massez les parties du corps sujettes à la cellulite : les fesses, les cuisses, le ventre, le bas du dos, les triceps, les mollets.
- Laissez agir le temps d'effectuer votre shampooing puis rincez le tout à l'eau fraîche pour stimuler la circulation. À faire une fois par semaine.

ZOOM sur

LA CHLOROPHYLLE

La chlorophylle liquide est l'aliment basifiant par excellence. C'est ce que l'on appelle « le sang vert » ! Le sport, le stress, la pollution, mais aussi la consommation de caféine, de nicotine, d'alcool et de *junk food* acidifie le corps et augmente le risque d'inflammation.

Propriétés
Ce super aliment permet à votre corps de drainer, d'éliminer les toxines et la cellulite (qui est une inflammation des tissus). Il rééquilibre la flore intestinale et le transit (agité ou fainéant).

Usage
Il est recommandé de consommer ce complément alimentaire par cure tout au long de la journée pour équilibrer votre organisme. Il suffit d'ajouter 2 cuillerées à soupe de poudre de chlorophylle (l'équivalent de 1 kg de légumes verts) dans un 1,5 l d'eau. Le goût mentholé apporte une haleine fraîche et permet de boire tout au long de la journée pour éliminer.

Bien-être

POUR SE PURIFIER EN PROFONDEUR

Se lancer dans un processus de perte de poids n'est jamais chose facile car il faut que le corps entende le message et active le bon mode. On doit donc l'aider à s'ajuster et se préparer à une réinitialisation, un peu comme un « reset »numérique !

Petite détox express

Effectuer une diète est un vrai cadeau à votre corps pour perdre du poids, améliorer votre santé et simplifier votre mode de vie. Une fois par mois ou tous les 2 mois, vous pouvez effectuer cette routine afin de mettre vos organes au vert, de redonner éclat et couleurs à votre visage, et de faire le vide intérieur. En général, il est recommandé de jeûner durant 2 jours, car c'est progressif.

- **1er jour** : vous ne consommez que des aliments sous forme liquide pour nettoyer le corps. Des jus de fruits frais, des tisanes (thym avec du citron), des jus de légumes, des bouillons à toute heure de la journée et beaucoup d'eau. Profitez de cette journée pour aller marcher, pour masser vos organes et favoriser l'élimination. Pratiquez votre yoga pour activer votre corps et détendre votre mental. Car moins vous mangez, moins votre flot de pensées est actif. Vous reposez ainsi votre tête.

- **2e jour** : cette journée vous permet de relancer votre corps en douceur tout en l'allégeant. Commencez par une méditation et une séance de yoga puis ne consommez que des fruits et des légumes dans la journée (sous forme crue ou cuite) ainsi que beaucoup d'eau pour continuer d'éliminer les toxines. Prenez le temps de faire des soins de peau, pour l'hydrater, la gommer… Vous pouvez même aller vous faire masser pour couronner le tout.

Pratiquer l'automassage

Pour vous réconforter et vous récompenser de tous vos efforts, il est indispensable de vous faire du bien ! Car un esprit heureux et détendu favorisera grandement vos actions « minceur ».

- 1 -

Devant votre miroir ou en position assise sur votre lit, laissez vos cheveux libres (détachez-les si nécessaire), et frottez vos mains l'une contre l'autre sur une inspiration, puis posez vos mains sur votre visage lors de l'expiration. Recommencez 3 fois.

- 2 -

Glissez la pulpe de vos doigts de chaque côté de vos oreilles et remontez sur votre crâne en faisant des petits cercles. Cela masse le cuir chevelu, stimule la circulation sanguine qui va éliminer plus rapidement les toxines. Massez énergiquement pendant 1 à 2 minutes les yeux fermés.

- 3 -

Effectuez ensuite des va-et-vient sur le sommet du crâne de l'avant vers l'arrière en suivant une ligne imaginaire. Puis faites la même chose de chaque côté de la tête. Comptez jusqu'à 30 chaque fois. Ce geste dissipe les tensions, diminue les maux de tête et détend les muscles du crâne.

- 4 -

Appuyez la pulpe de vos doigts au-dessus de vos sourcils en faisant des points du centre vers l'extérieur jusqu'aux tempes. Recommencez 3 fois puis remontez au milieu du front, et faites la même chose 3 fois. Recommencez sur le haut du front sur le même principe avec 3 passages. Cela relâche la tension des muscles du front et élimine le stress.

- 5 -

Massez ensuite vos tempes. Effectuez 10 cercles dans un sens, puis 10 dans l'autre sens. Glissez ensuite vos doigts sur vos mâchoires et exercez des pressions lentes jusqu'au menton. Recommencez 3 fois. À chaque pression, prenez le temps de bien expirer pour éliminer les tensions.

Terminez en vous forçant à bâiller plusieurs fois. Fermez les yeux et observez votre respiration : elle est calme, détendue, il n'y a plus de tension sur votre visage et vos pensées ralentissent.

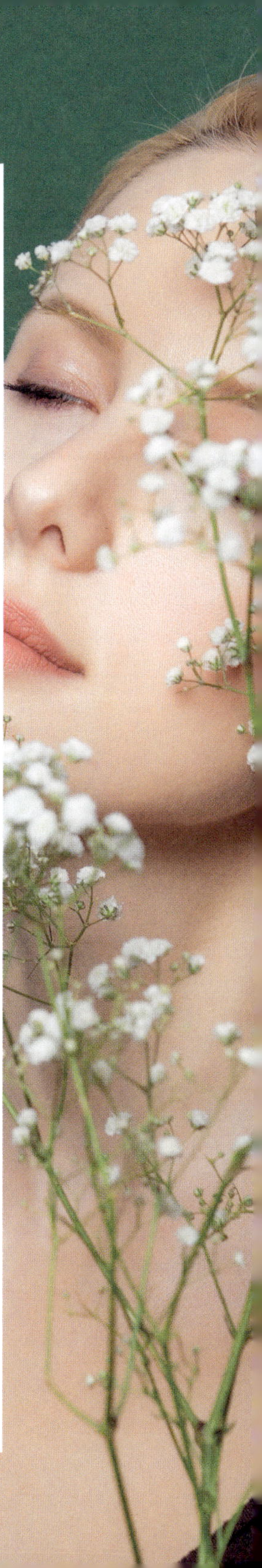

Postures

MON ENCHAÎNEMENT POUR ENTRETENIR SON CORPS

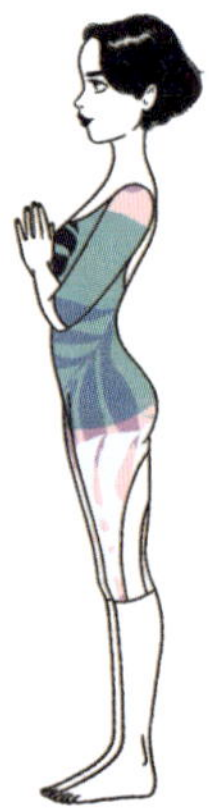

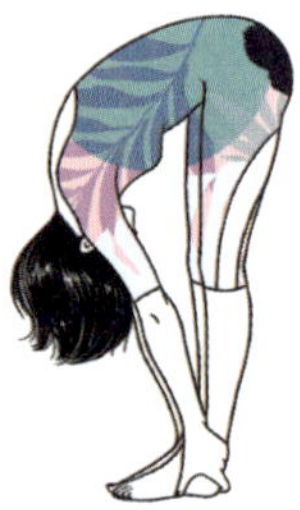

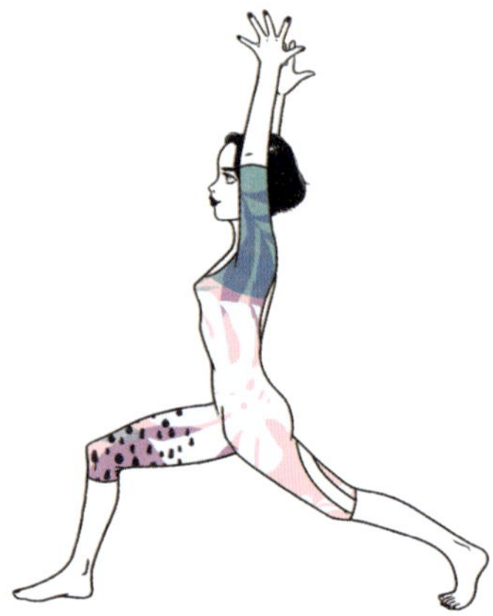

Posture 1

LE PRIEUR

Commencez en posture du prieur puis baissez les bras le long du corps pour être en posture de la montagne, inspirez en les montant au-dessus de la tête.

Posture 2

LA PINCE DEBOUT

Cette posture étire les vertèbres, sculpte l'arrière des cuisses. Elle relance la circulation, travaille sur les organes pour éliminer les toxines.

Posture 3

LA GRANDE FENTE

Cette posture sculpte les cuisses, les fessiers et les bras. Elle renforce aussi la posture. Sur le plan mental, elle donne de l'énergie et la confiance en soi.

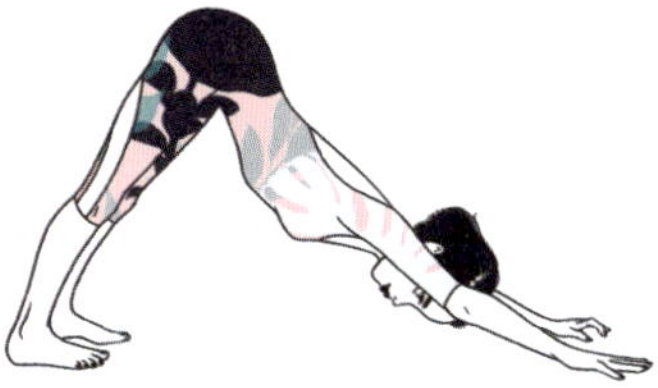

Posture 4

LE CHIEN TÊTE EN BAS

Cette posture étire le dos, relance la circulation sanguine et sculpte les bras et le dos. C'est aussi une posture qui réoxygène le cerveau et ralentit l'arrivée des rides sur le visage. Ce n'est pas grave si vous n'arrivez pas à poser les talons au sol.

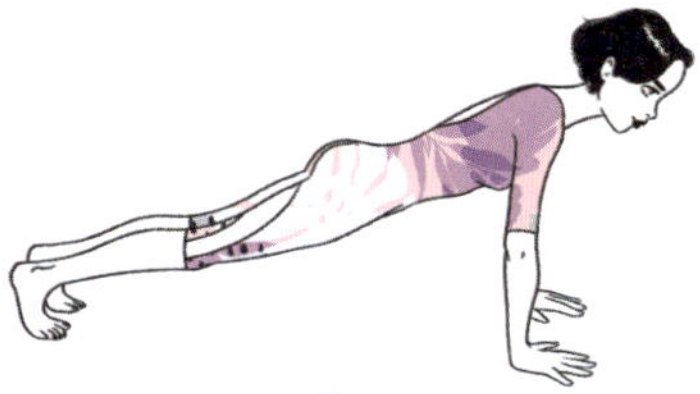

Posture 5

LA PLANCHE

Cette posture sculpte le ventre et les bras, renforce le dos. C'est aussi une posture qui développe la force mentale.

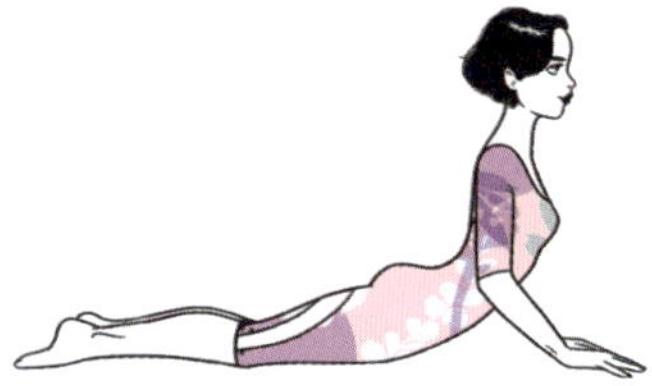

Posture 6

LE COBRA

Cette posture sculpte toute la chaîne postérieure (tous les muscles du dos, les fessiers, arrière de cuisses), ainsi que les triceps. Elle étire les viscères ce qui permet la détente des abdominaux.

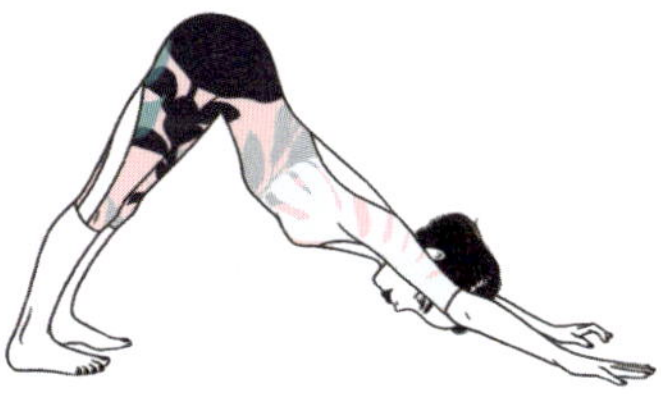

Posture 7

LE CHIEN TÊTE EN BAS

Cette posture étire le dos, relance la circulation sanguine et sculpte les bras et le dos. C'est aussi une posture qui réoxygène le cerveau et ralentit l'arrivée des rides sur le visage. Ce n'est pas grave si vous n'arrivez pas à poser les talons au sol.

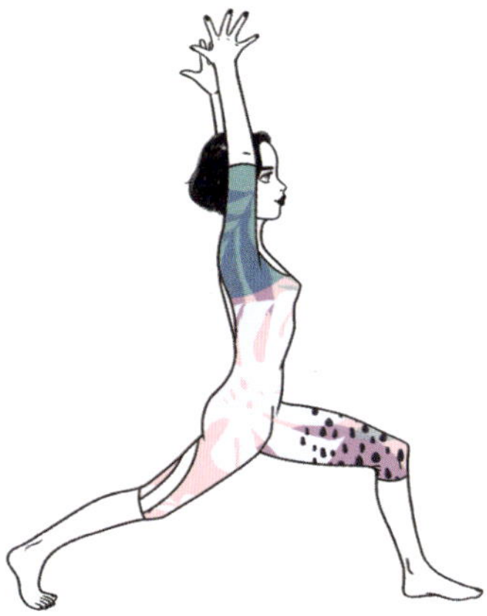

Posture 8

LA GRANDE FENTE

Cette posture sculpte les cuisses, les fessiers et les bras. Elle renforce aussi la posture. Sur le plan mental, elle donne de l'énergie et la confiance en soi.

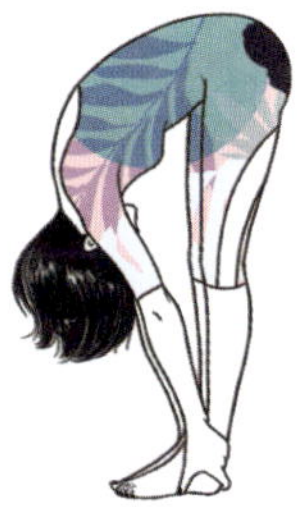

Posture 9

LA PINCE DEBOUT

Posture 10

Debout, ramenez les bras au ciel puis baissez les bras en passant par la posture du prieur avant d'arriver les bras le long du corps en posture de la montagne.

AFFINEZ VOS JAMBES

Cette routine de yoga permet de sculpter les jambes et les cuisses, de gagner de l'endurance musculaire et de la force. Prenez votre temps, maintenez les postures jusqu'à 5 respirations à chaque fois et recommencez l'enchaînement de 3 à 7 fois. Vous devez sentir vos jambes brûler et vos battements cardiaques résonner dans votre poitrine.

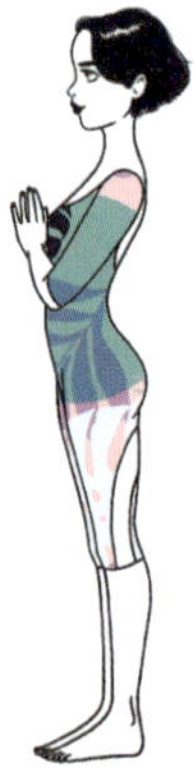

Posture 1

LE PRIEUR

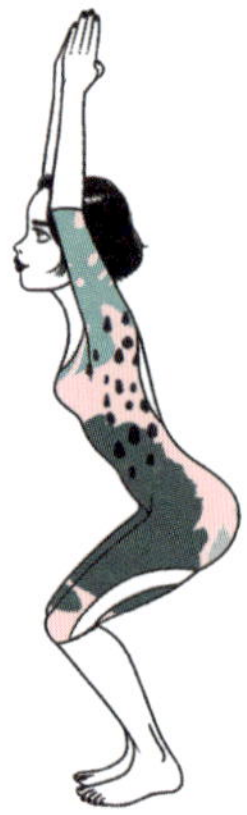

Posture 2

LA CHAISE

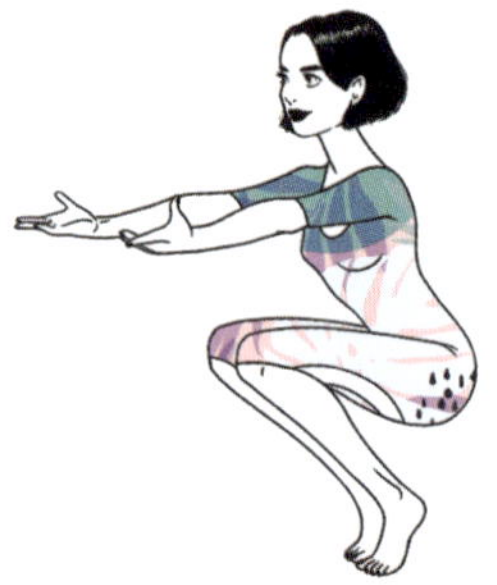

Posture 3

LE BAMBOU

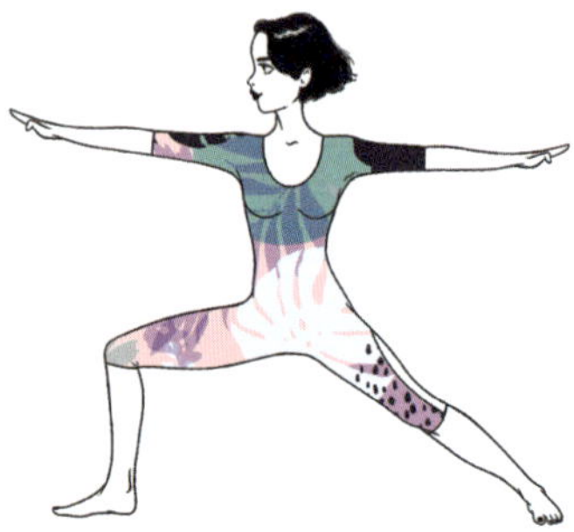

Posture 4

LE GUERRIER II

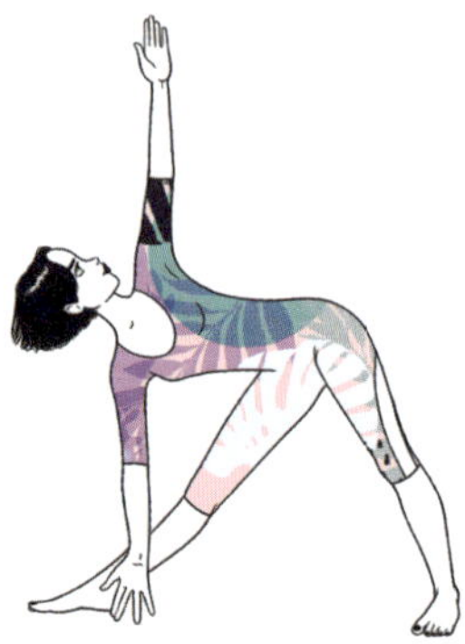

Posture 5

LE TRIANGLE

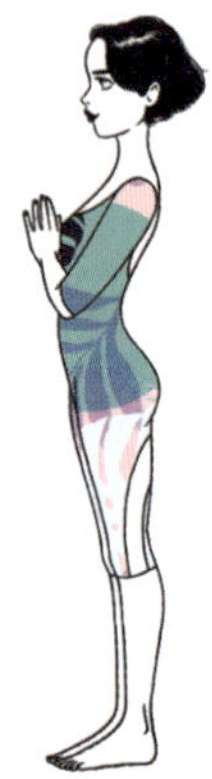

Posture 6

LE PRIEUR

ÉLIMINEZ LE PETIT GRAS DU DOS

Appliquez-vous et concentrez-vous sur cette séance pour sculpter votre dos. Entre étirement, et renforcement du dos, cette séance vous fera le plus grand bien. Prenez le temps de bien respirer. Vous pouvez d'ailleurs ajouter une pause respiration du carré après la 2e ou 3e série de cette routine. Essayez de faire l'enchaînement 3, 5, ou 7 fois.

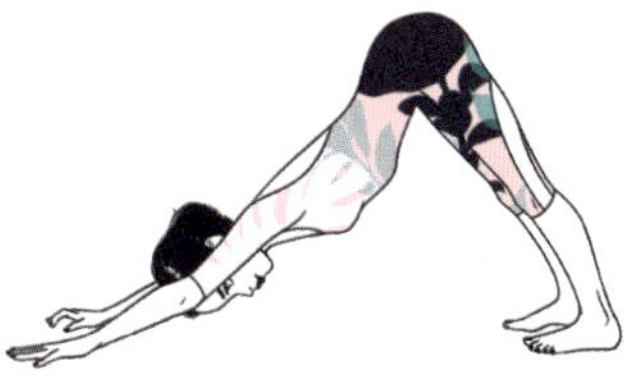

Posture 1

LE CHIEN TÊTE EN BAS

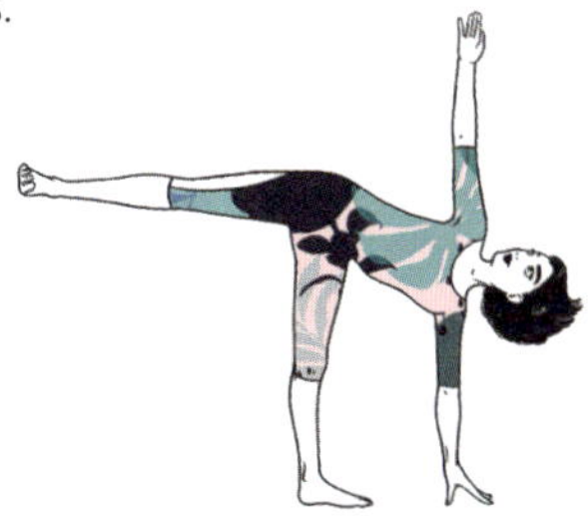

Posture 2

LA DEMI-LUNE

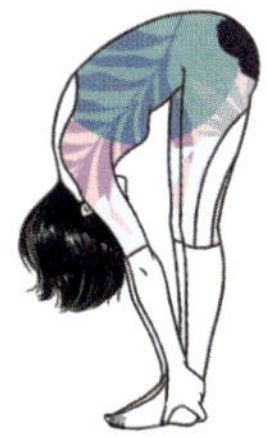

Posture 3

LA PINCE DEBOUT

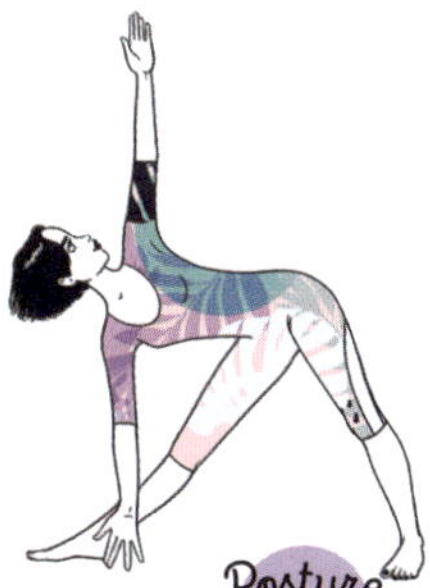

Posture 4

LE TRIANGLE

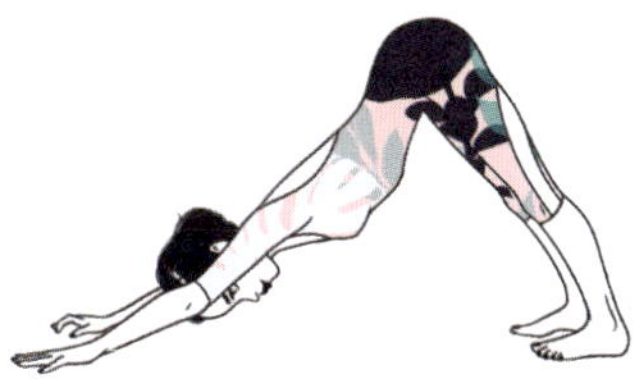

Posture 5

LE CHIEN TÊTE EN BAS

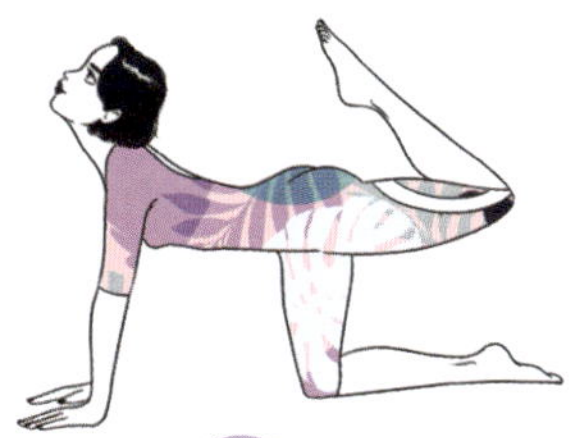

Posture 6

LE TIGRE

Posture 7

L'ENFANT

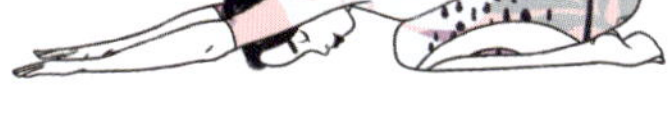

SCULPTEZ VOS FESSES

Découvrez avec cette routine que le yoga peut tonifier vos fessiers. Enchaînez cette série 3, 5 ou 7 fois en maintenant les postures le temps de 5 respirations. Avec un rappel des bénéfices pour plus de motivation !

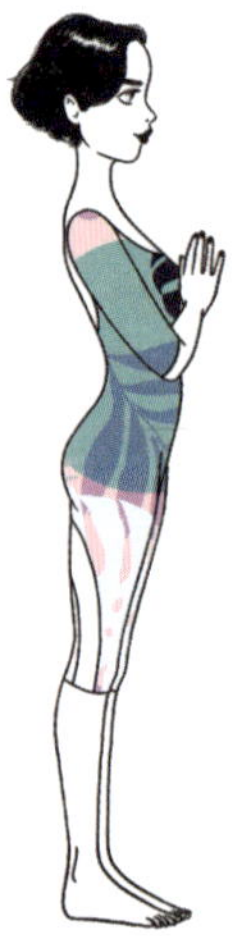

Posture 1

LE PRIEUR

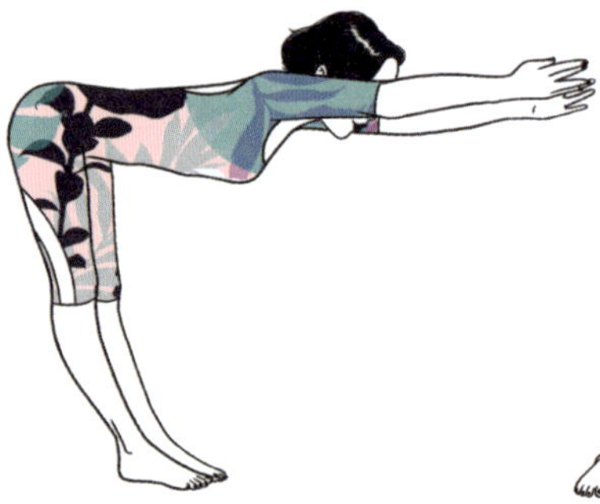

Posture 2

L'ANGLE DROIT

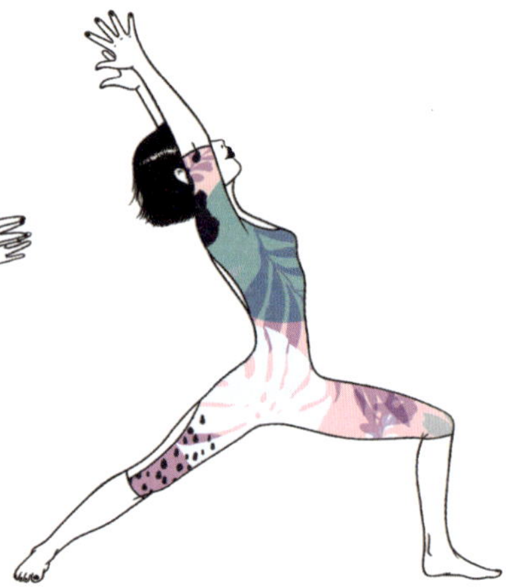

Posture 3

LE GUERRIER I

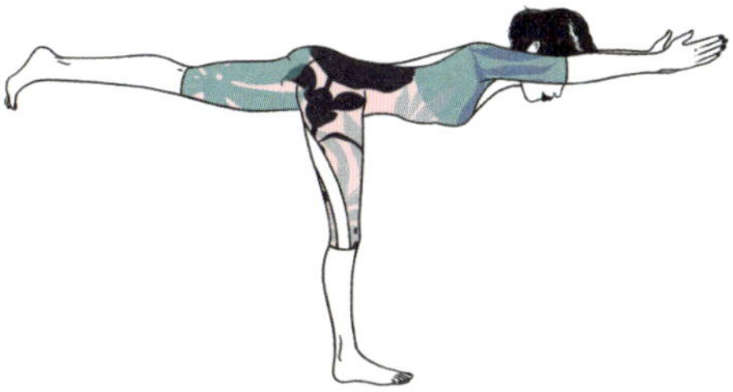

Posture
4
LE GUERRIER III

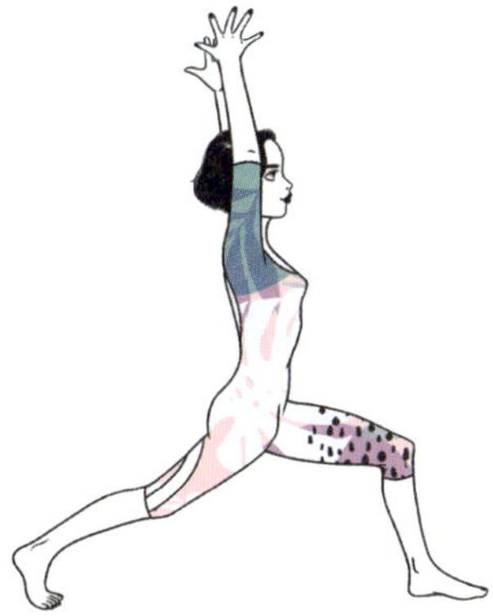

Posture
5
LA GRANDE FENTE

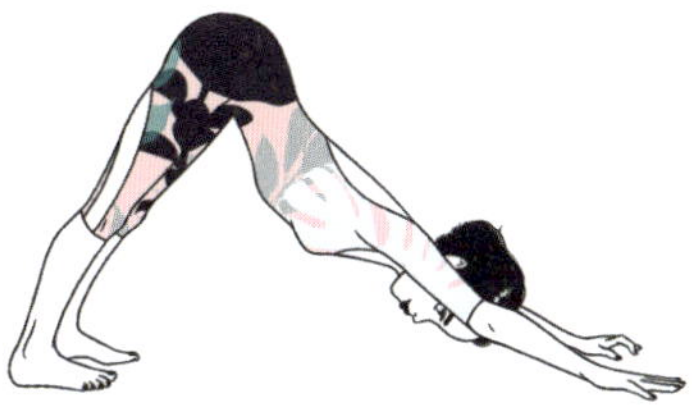

Posture
6
LE CHIEN TÊTE EN BAS

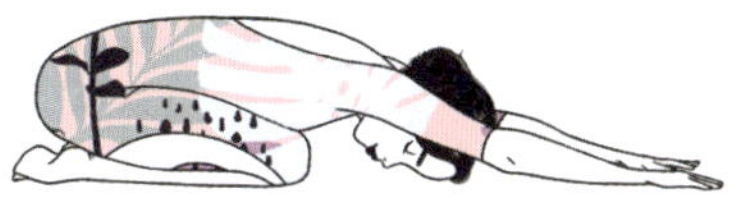

Posture
7
L'ENFANT

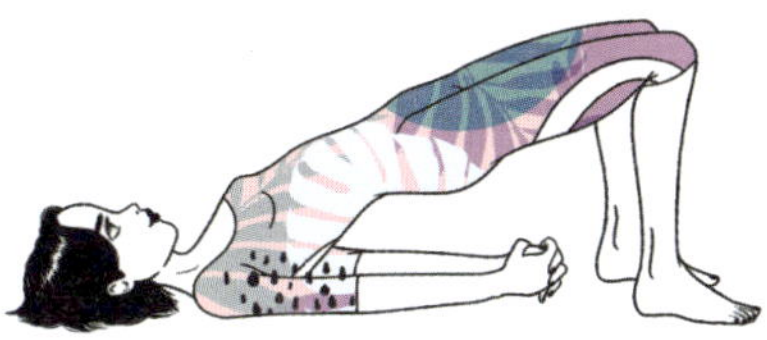

Posture
8
LE PONT

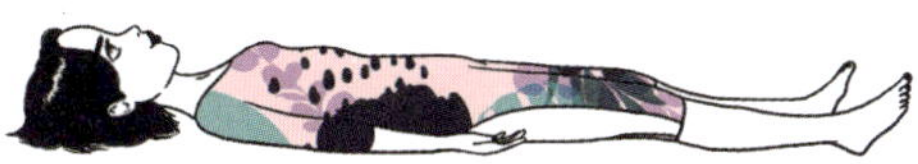

Posture
9
LE MORT

Postures

SCULPTEZ VOTRE VENTRE

Cette routine axée sur le ventre va aussi mobiliser votre dos. Les abdos s'insérant dans les lombaires, il est essentiel de combiner un travail du dos et des abdos. Prenez le temps de bien respirer et répétez l'enchaînement 3, 5 ou 7 fois. Faites une pause respiration du grand verrou pour mobiliser votre système endocrinien et faire travailler votre diaphragme.

Posture 1

DU COBRA AU LAPIN

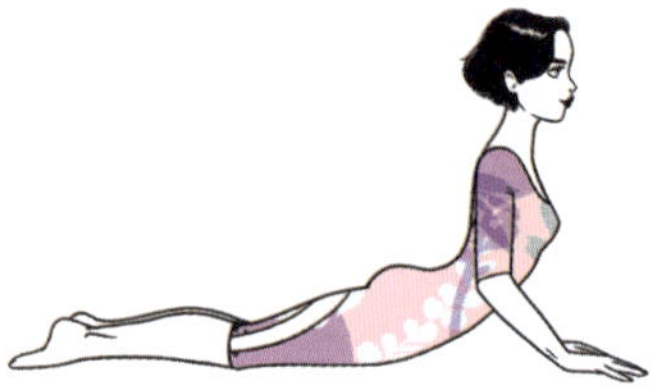

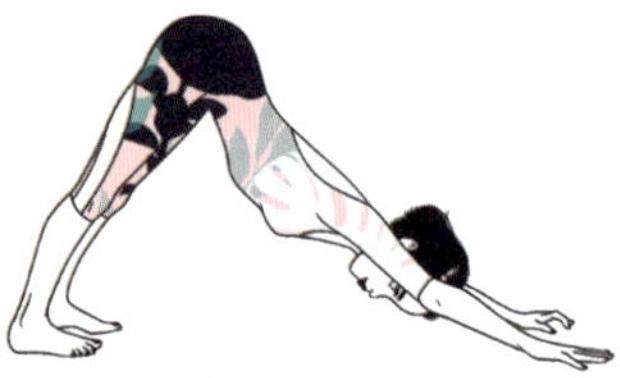

Posture 2

LE CHIEN TÊTE EN BAS

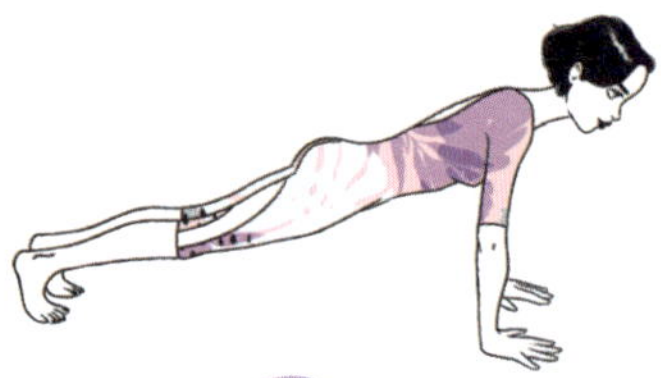

Posture 3

LA PLANCHE

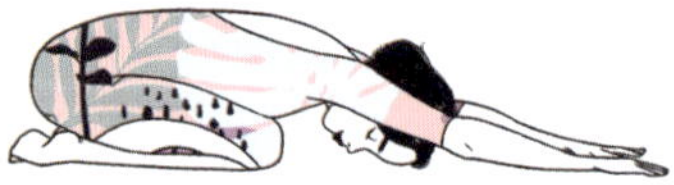

Posture 4

L'ENFANT

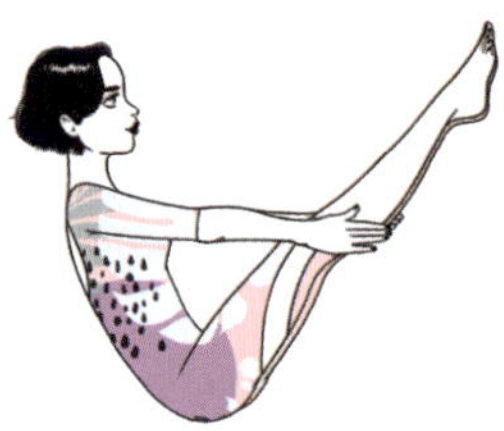

Posture 5

LA BARQUE

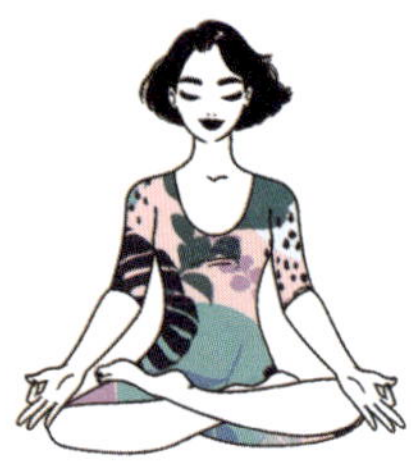

Posture 6

LE LOTUS

AFFINEZ VOTRE TAILLE

Cette routine de yoga va travailler les muscles de la taille ainsi que vos organes. C'est aussi une excellente routine pour libérer la colère et faire dégonfler. Prenez votre temps et répétez l'enchaînement 3, 5 ou 7 fois.

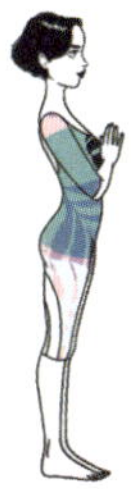

Posture 1

LE PRIEUR

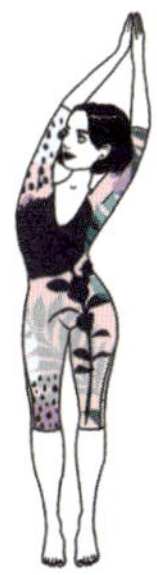

Posture 2

LA DEMI-LUNE SIMPLE

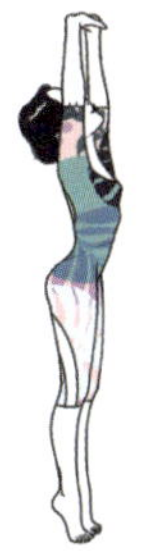

Posture 3

LE PALMIER

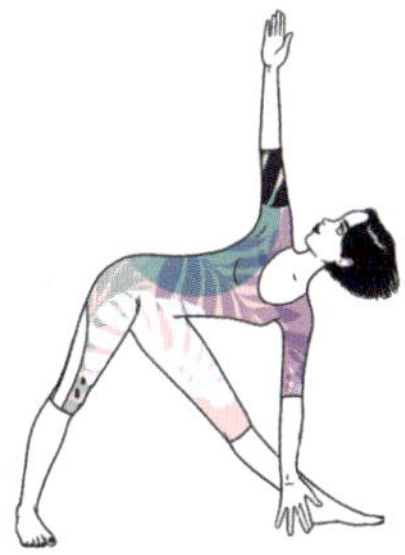

Posture 4

LE TRIANGLE

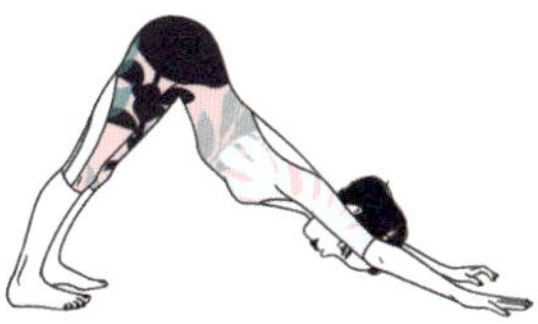

Posture 5

LE CHIEN TÊTE EN BAS

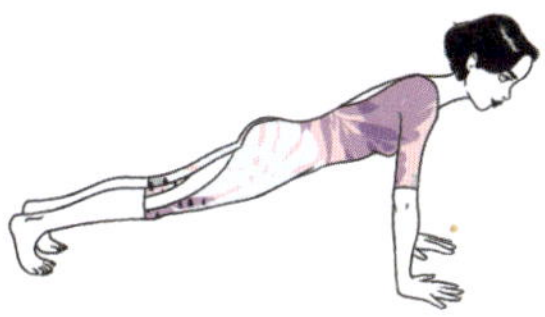

Posture 6

LA PLANCHE

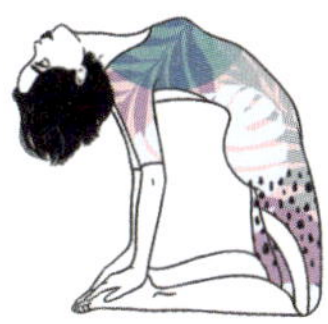

Posture 7

LE CHAMEAU

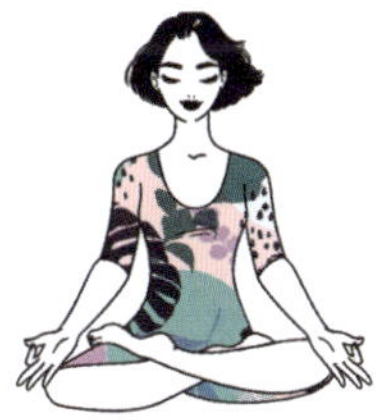

Posture 8

LE LOTUS

Postures

AFFINEZ VOTRE DOS

Terminé les mauvaises postures et les douleurs de dos. Cette séquence de yoga affinera votre dos et lui donnera toute la force nécessaire pour protéger quotidiennement votre colonne vertébrale. Recommencez l'enchaînement 3, 5 ou 7 fois. Installez votre respiration et concentrez-vous.

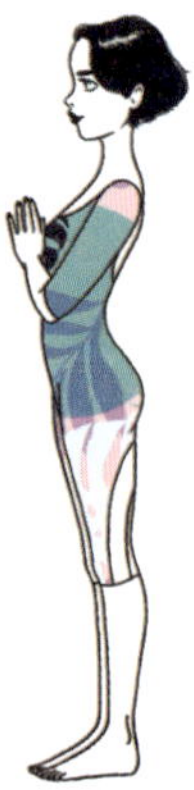

Posture 1

LE PRIEUR

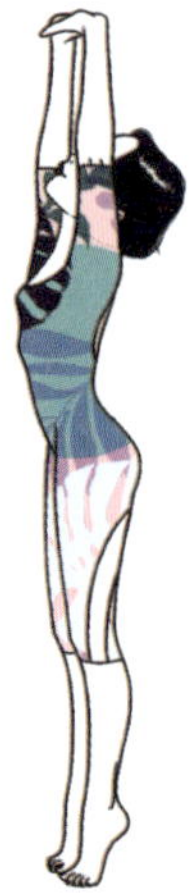

Posture 2

LE PALMIER

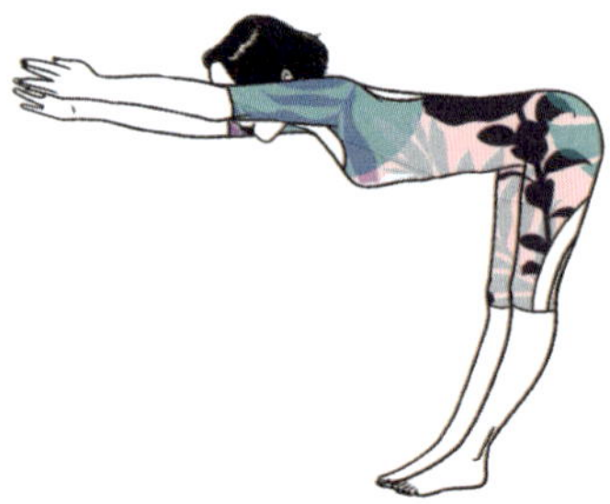

Posture 3

L'ANGLE DROIT

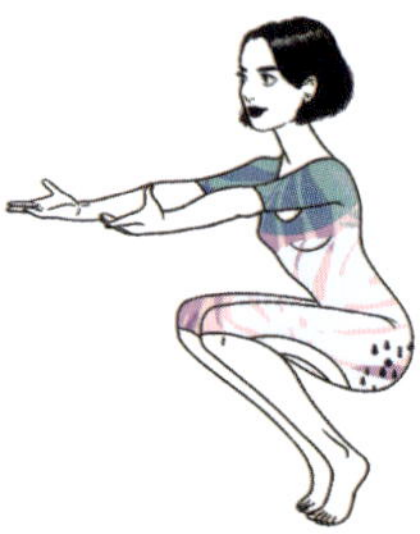

Posture 5

LE BAMBOU

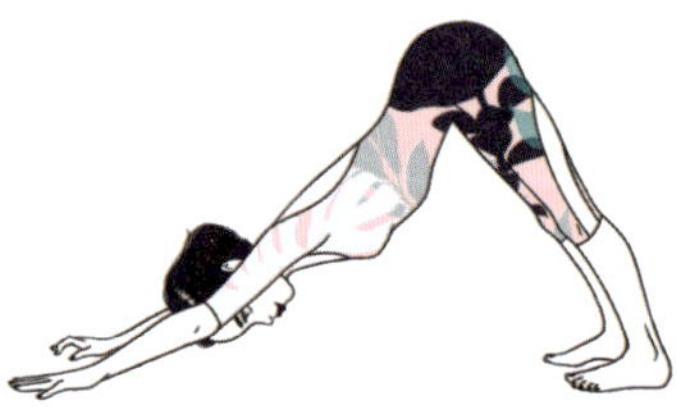

Posture 6

LE CHIEN TÊTE EN BAS

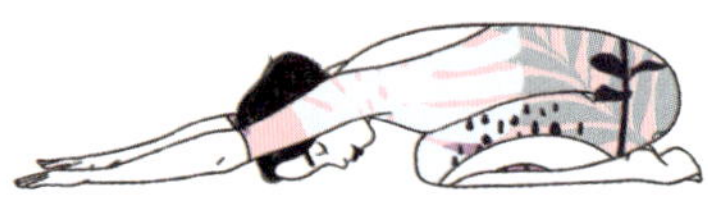

Posture 7

L'ENFANT

FAITES MONTER LA CHALEUR INTÉRIEURE

Cette séquence va faire monter votre corps en température et vous permettre d'éliminer les toxines. Le rythme cardiaque va s'accélérer, ce qui brûlera plus de calories que d'habitude. Maintenez chaque posture le temps de 3 à 5 respirations, calez-vous sur un rythme et répétez cette routine 3, 5 ou 7 fois.

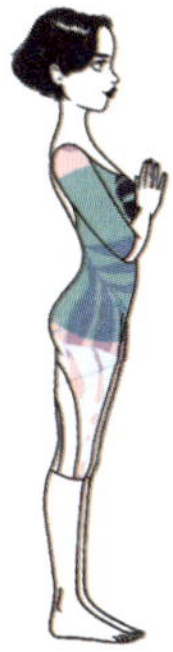

Posture 1

LE PRIEUR

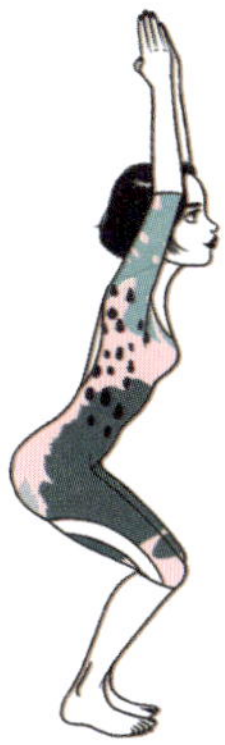

Posture 2

LA CHAISE

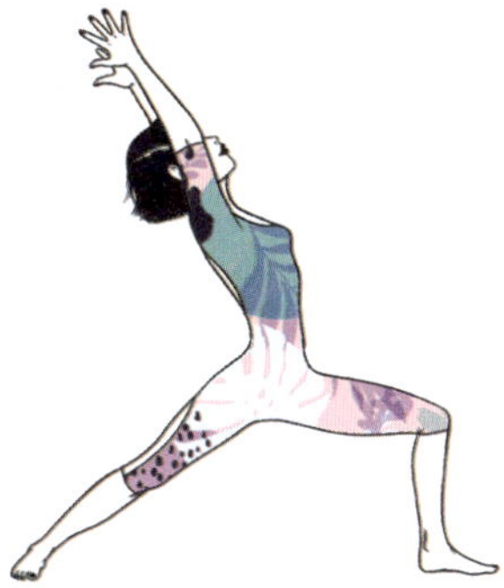

Posture 3

LE GUERRIER I

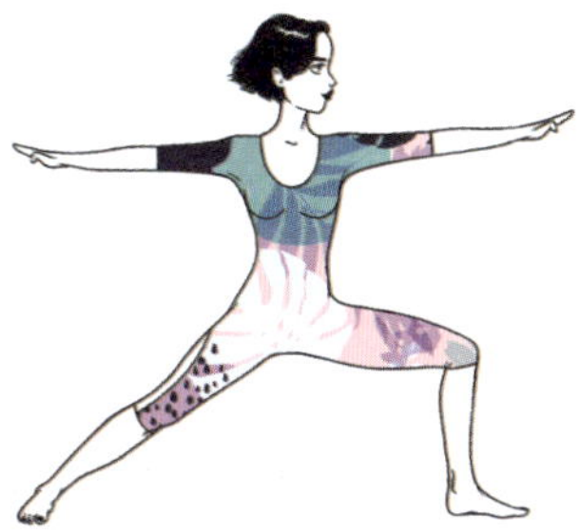

Posture 4

LE GUERRIER II

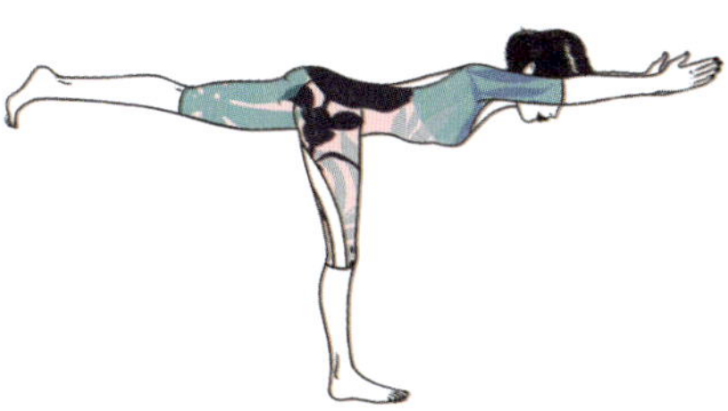

Posture 5

LE GUERRIER III

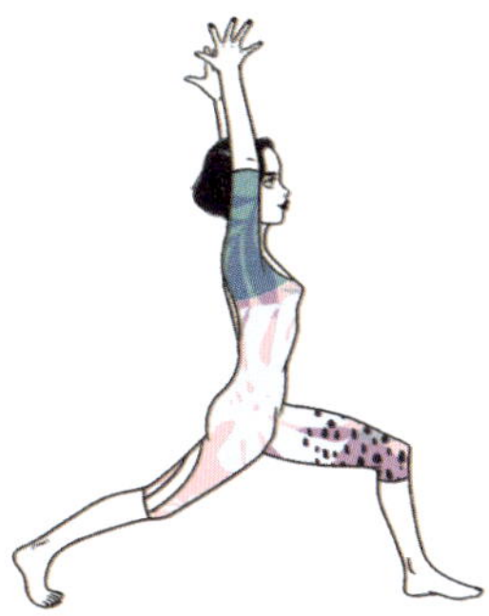

Posture 6

LA GRANDE FENTE

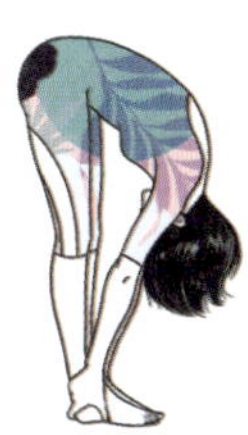

Posture 7

LA PINCE DEBOUT

Postures

SCULPTEZ L'ENSEMBLE DE VOTRE CORPS

Cette séquence vous permet de travaillez l'ensemble de votre corps et de mémoriser des postures travaillant à la fois votre souplesse, votre équilibre et votre force. Prenez le temps de rester entre 3 et 5 respirations par posture. Répétez l'enchaînement, 3, 5, ou 7 fois. Après chaque fin de routine, faites une pause respiration.

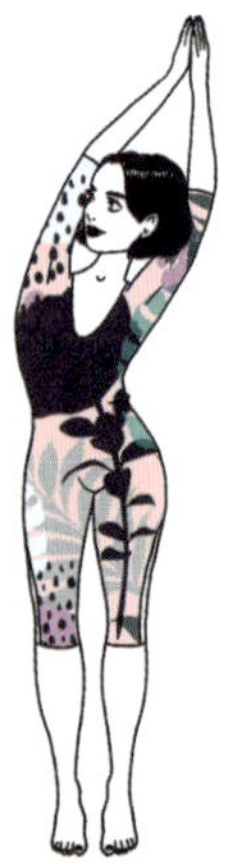

Posture 1

LA DEMI-LUNE SIMPLE

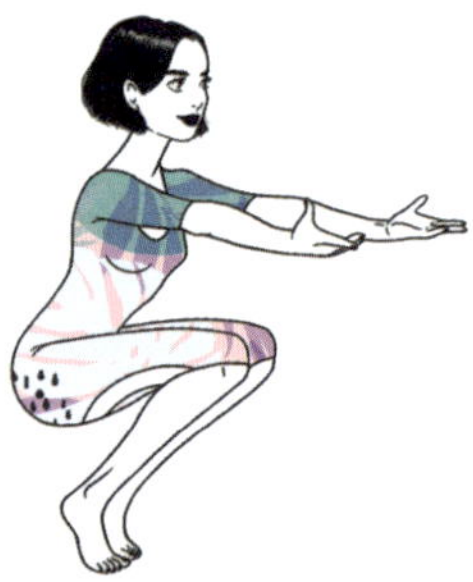

Posture 2

LE BAMBOU

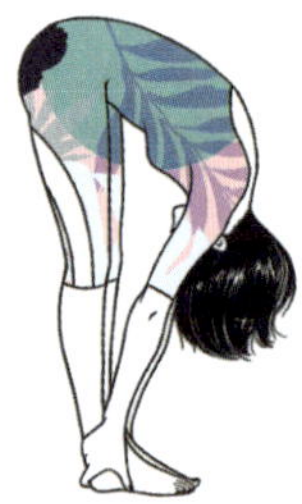

Posture 3

LA PINCE

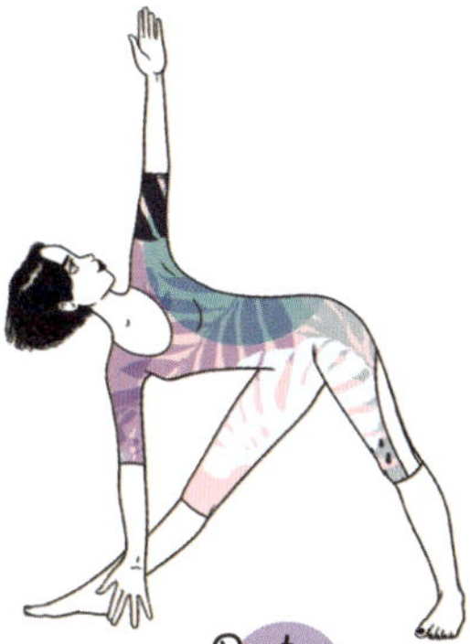

Posture
4

LE TRIANGLE

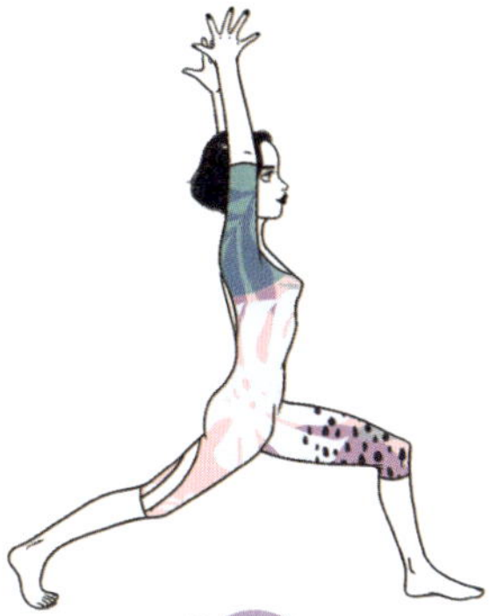

Posture
5

LA GRANDE FENTE

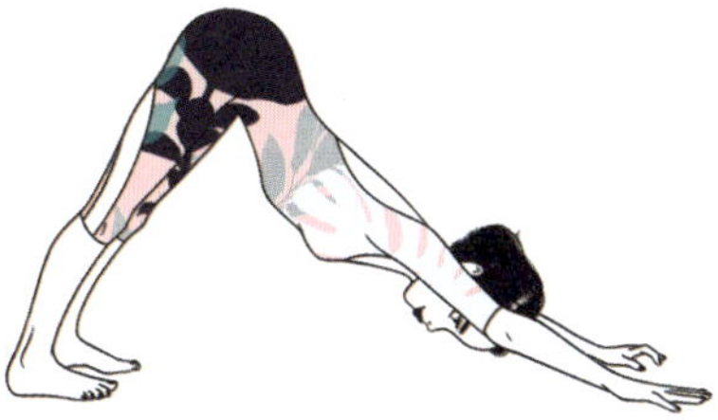

Posture
6

LE CHIEN TÊTE EN BAS

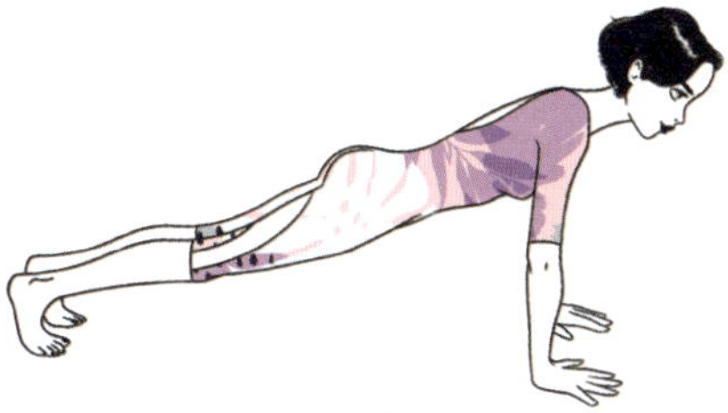

Posture
7

LA PLANCHE

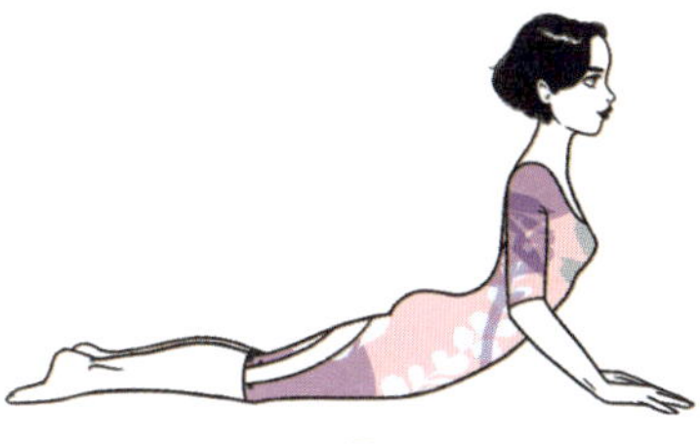

Posture
8

LE COBRA

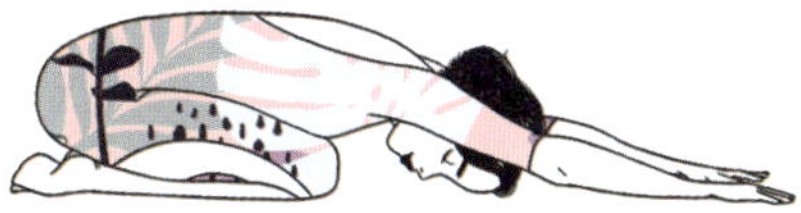

Posture
9

L'ENFANT

Food

DES REPAS BIENVEILLANTS

Il n'y a aucun intérêt lorsque l'on souhaite faire attention à sa ligne, à se priver de nourriture sous prétexte de vouloir fondre rapidement. Le but n'est pas de s'affamer et de faire naître des frustrations, qui sont pires que tout ! Ce qui compte, c'est de manger ce qui vous fait du bien, en conscience, et en ayant connaissance des valeurs nutritionnelles des aliments. Alors, il vous faudra peut-être plus ou moins de temps pour faire vos expériences culinaires et tirer les enseignements de celles-ci, mais il est tout à fait possible de savoir ce dont votre corps a besoin (et pas votre mental !). Il faut être attentive, essayer sans cesse, et vous verrez que vous ne tomberez plus dans le cycle punitions/récompenses.

3 règles d'or pour des repas ciblés

- Buvez beaucoup d'eau pour éviter la rétention d'eau et éliminer un maximum les toxines.
- Assumez vos potentiels craquages et soyez compatissante avec vous-même.
- Ne sautez jamais de repas car cela n'apporte aucun bénéfice et peut même vous desservir.

Recette

SALADE VENTRE PLAT

Temps de préparation
5 minutes

Ingrédients pour 2 personnes
2 têtes de sucrine

2 carottes crues

1 petite boîte de maïs

1 bloc de feta

1 œuf

Graines de chia

Huile d'olive

Lavez la salade, les carottes. Rincez le maïs. Faites cuire un œuf dur. Râpez les carottes. Coupez la feta en petits dés. Mélangez tous les ingrédients dans un saladier. Assaisonnez d'un filet d'huile d'olive et parsemez de graines de chia.

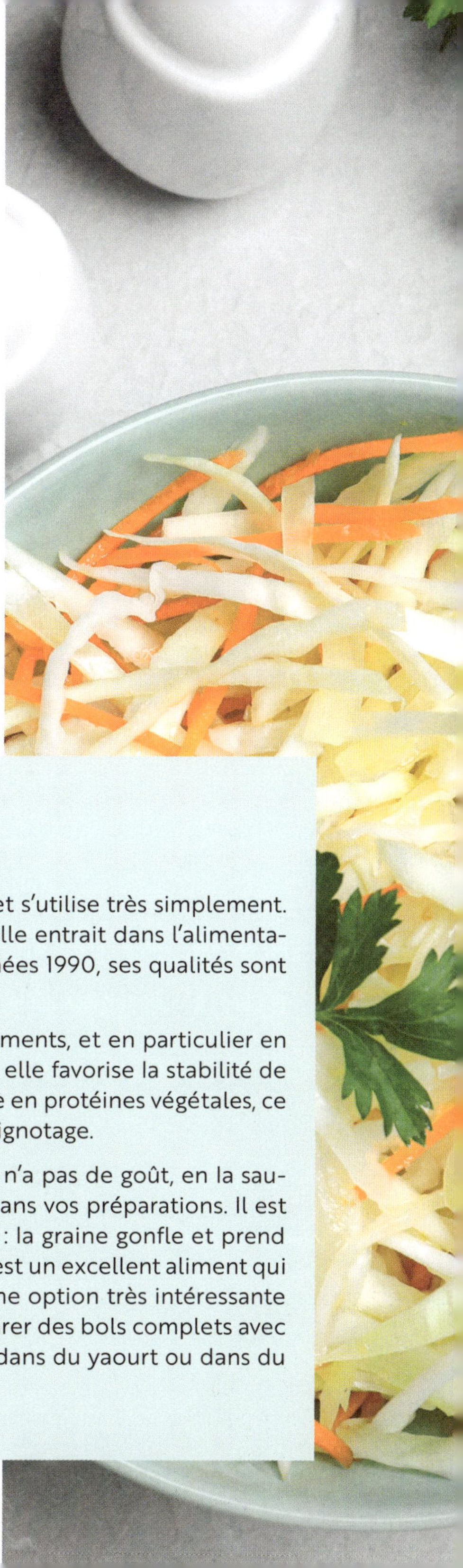

à SAVOIR

LE CHIA

Cette petite graine noire fait partie des super-aliments et s'utilise très simplement. Originaire du Pérou, elle date de l'empire aztèque, où elle entrait dans l'alimentation quotidienne. Remise au goût du jour depuis les années 1990, ses qualités sont nombreuses.

Propriétés La graine de chia est très riche en micronutriments, et en particulier en oméga 3, riche en calcium et en fibres, grâce auxquelles elle favorise la stabilité de la glycémie dans le sang. Elle est également bien pourvue en protéines végétales, ce qui crée un sentiment de satiété et aide à diminuer le grignotage.

Usages Vous pouvez la consommer telle quelle, car elle n'a pas de goût, en la saupoudrant dans les plats et salades ou en l'incorporant dans vos préparations. Il est également possible de la faire tremper dans un liquide : la graine gonfle et prend une consistance gélatineuse (à la manière du tapioca). C'est un excellent aliment qui permet d'être rassasié facilement et sainement. C'est une option très intéressante également pour vos petits déjeuners ; vous pouvez préparer des bols complets avec fruits, céréales et en faisant gonfler des graines de chia dans du yaourt ou dans du lait (à base de lait végétal ou lait de brebis/chèvre).

Recette

POTAGE AUX POIRES ET POIREAUX

Temps de préparation
5 minutes

Temps de cuisson
30 minutes

Ingrédients pour 4 personnes

3 c. à s. de crème fraîche

3 blancs de poireau

1 c. à s. de curry en poudre

2 poires

1 courgette

1 litre de bouillon de poulet

Sel, poivre

Dans une poêle, faites fondre la crème fraîche.
Blanchissez les poireaux jusqu'à tendreté.
Saupoudrez de curry et cuisez 1 minute.
Ajoutez les poires et la courgette coupées en dés, et le bouillon de poulet. Portez à ébullition.
Réduisez le feu, couvrez et laissez mijoter sur feu doux pendant 25 minutes.
À l'aide d'un robot culinaire ou d'un mixeur, réduisez le mélange en purée lisse.
Remettez sur le feu et incorporez la crème. Assaisonnez de sel et de poivre.
Servez dès que le potage est redevenu chaud.

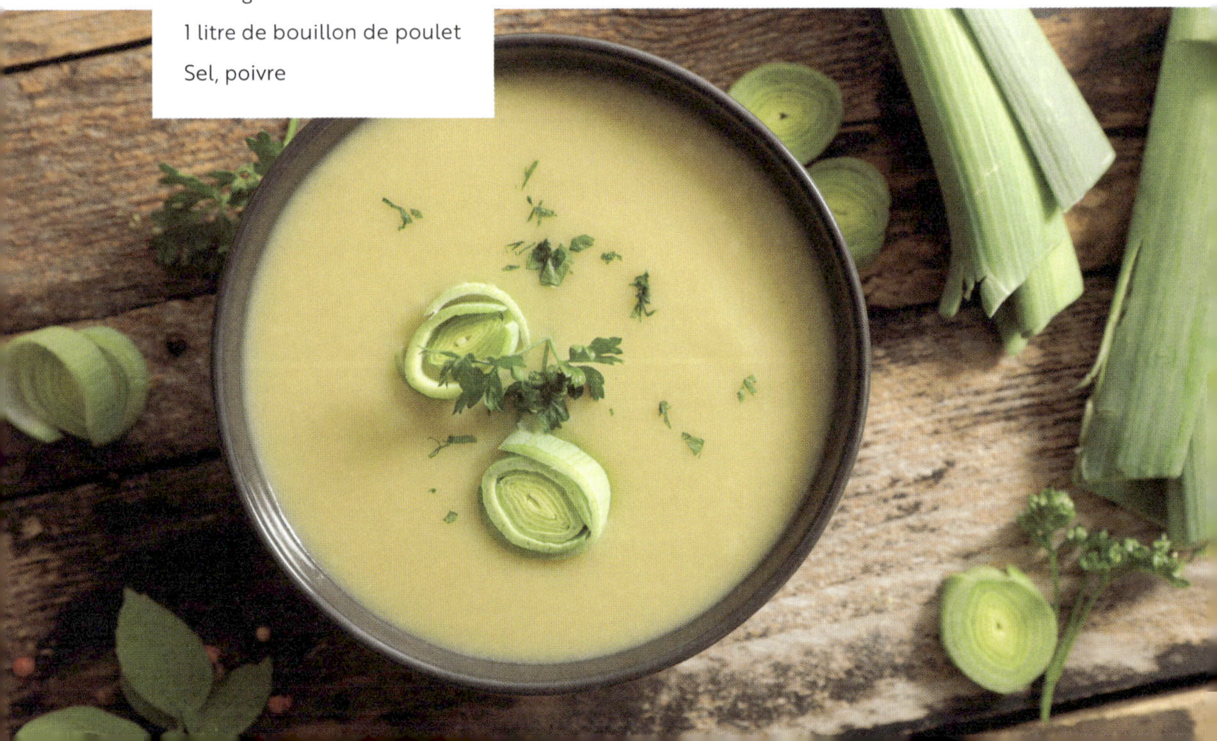

ZOOM sur

LE CONFORT DIGESTIF

Afin de profiter de tous les avantages des aliments et de conserver l'énergie et les apports nutritionnels de vos repas, il est important de prendre en compte les nombreuses connexions de votre système digestif.

Bien manger, c'est avoir comme objectif principal d'aider votre corps à bien digérer. Une bonne digestion permet de ne pas éparpiller votre énergie et de la canaliser dans le ventre. C'est-à-dire après chaque repas et uniquement à ce moment-là pour permettre au corps de se concentrer sur autre chose le reste de la journée (réfléchir en réunion, s'entraîner, marcher, etc.). Optimiser sa digestion aide à conserver un ventre en bonne santé avec un transit régulier, et maintenir une bonne récupération grâce à un sommeil réparateur. En ayurvéda, on appelle l'énergie de la digestion *Agni* (le feu digestif). Lorsque *Agni* fonctionne bien, sa combustion permet la bonne transformation des aliments et de diffuser la bonne énergie dans le corps. Il est donc primordial d'avoir une routine alimentaire pour garder la bonne énergie. Ainsi, pour améliorer votre confort intestinal, il existe plusieurs petites astuces.

- **Consommez les fruits crus 30 minutes avant les repas** ou 2 h après afin d'éviter la fermentation dans les intestins. C'est une solution très efficace pour éliminer les ballonnements et les gaz.

- **Attendez d'avoir vraiment faim** pour manger et éviter le grignotage intempestif. Cela laissera le temps au feu digestif de se manifester.

- **Mangez le plus bio possible** pour limiter la consommation de pesticides.

- **Cuisinez avec le cœur et dans la joie**. C'est un exercice méditatif qui apporte une bonne digestion.

- **Essayez d'intégrer les 6 goûts** pour composer votre repas : amer, acide, astringent, doux, piquant, salé.

- **Mâchez les aliments pour aider la digestion**. Il nous faudrait mâcher chacune de nos bouchées 20 fois avant d'avaler nos aliments.

Imprimé en Espagne en août 2020 par Macrolibros
Pour le compte des éditions Marabout (Hachette Livre)

58, rue Jean Bleuzen, 92178 Vanves Cedex
Dépôt légal : mars 2020 - 2787787/02
ISBN : 978-2-501-14821-4